Lesenswert

vor der Arbeit

als

Orthopädiepfleger/in.

MARTIN STERLING

Inhaltsverzeichnis

Kapitel 1: Einführung in die Orthopädie und die Rolle der Pflegekraft   11

- Definition von Orthopädie   12

- Stellung des Pflegehelfers in der Orthopädie   14

- Unterschied zwischen Pflegehelfer/in und Krankenpfleger/in in der Orthopädie   16

- Psychologische Auswirkungen von orthopädischenErkrankungen auf die Patienten   19

Kapitel 2: Anatomie und häufige Pathologien in der Orthopädie   23

- Grundbegriffe der Anatomie des Muskel- und Skelettsystems   24

- Die Brüche   26

- Gelenkpathologien: Arthrose, Polyarthritis und Prothesen   30

- Erkrankungen des Weichgewebes : Tendinitis, Bursitis und Bänderverletzungen   33

- Skoliose und andere Deformationen der Wirbelsäule   36

- Knochen- und Gelenkinfektionen   39

3

Kapitel 3: Pflegetechniken in der Orthopädie   43

- Passive und aktive Mobilisationen   44

- Schmerzmanagement in der Orthopädie   46

- Versorgung von Operationswunden   50

- Anwendung und Überwachung von orthopädischen Hilfsmitteln   53

- Betreuung von Patienten nach der Operation   56

- Vorbeugung von Stürzen und Komplikationen durch Immobilisierung   59

Kapitel 4: Begleitung und Unterstützung von Patienten in der Orthopädie   63

- Empfang des Patienten in der orthopädischen Abteilung   64

- Therapeutische Bildung   67

- Psychologische Unterstützung   70

Kapitel 5: Ergonomie und Sicherheit für orthopädische Pflegekräfte   75

- Techniken zur Handhabung von Patienten   76

- Nutzung von technischen Hilfsmitteln   79

Kapitel 6: Die Pflegekraft und die funktionelle Rehabilitation   83

- Einführung in die Physiotherapie und die Rolle der Pflegekraft in der Rehabilitation   84

- Techniken zur Mobilisierung der Gelenke   87

- Überwachung und Ermutigung des Patienten in der Rehabilitation — 90

- Vorbeugung von Gelenksteife und Muskelverspannungen — 93

Kapitel 7: Die Nachsorge des Patienten zu Hause nach einem orthopädischen Eingriff — 99

- Koordination mit der häuslichen Pflege — 100

- Den Patienten Selbstmanagement lehren — 103

- Heimüberwachung: Anzeichen für Komplikationen, auf die Sie achten sollten — 107

- Soziale und berufliche Wiedereingliederung — 109

Kapitel 8: Die Entwicklung des Berufs des Orthopädiepflegers — 115

- Technologische Fortschritte in der Orthopädie — 116

- Der Pflegehelfer im Angesicht von Innovationen — 119

- Karriereaussichten in der Orthopädie — 122

- Die Zukunft der orthopädischen Fernrehabilitation und -nachsorge — 126

Kapitel 9: Notfallsituationen in der Orthopädie: Vorbereitung und Reaktionsfähigkeit — 131

- Erkennen der Anzeichen eines orthopädischen Notfalls — 132

5

- Das Management von traumatischen   135
  Notfällen in der Orthopädie

- Interdisziplinäre Zusammenarbeit in   138
  Notfallsituationen

- Schnelle und effektive Kommunikation in   142
  Notfällen

Kapitel 10: Schlussfolgerung und Ermutigung   147
für zukünftige Pflegekräfte

- Die Bedeutung der Berufung und des   148
  Dienstes an anderen

- Herausforderungen und Belohnungen des   151
  Alltags

- Praktische Tipps für Schüler   154

- Orthopädie - ein Fachgebiet, das sich   158
  ständig weiterentwickelt

« Die orthopädische Abteilung ist viel mehr als nur ein Ort, an dem Knochenbrüche und Gelenke behandelt werden; sie ist ein Raum, in dem jede Bewegung, jede Geste ein Versprechen auf Genesung ist. Für den Pfleger trägt jede noch so unauffällige alltägliche Handlung dazu bei, dem Patienten die Würde seiner Mobilität, das Vertrauen in seinen Körper und die Hoffnung auf ein schmerzfreies Leben zurückzugeben. »

Kapitel 1

Einführung in die Orthopädie und die Rolle der Pflegekraft

- **Definition der Orthopädie**: Überblick über die orthopädischen Krankheitsbilder (Frakturen, Gelenkersatz, Skoliose usw.).

Die Orthopädie ist ein medizinisches Fachgebiet, das sich mit der Untersuchung, Vorbeugung, Diagnose und Behandlung von Erkrankungen befasst, die das Muskel- und Skelettsystem betreffen. Dazu gehören Knochen, Gelenke, Muskeln, Sehnen und Bänder sowie die peripheren Nerven, die mit diesen Strukturen interagieren. Dieser Bereich umfasst ein breites Spektrum an Erkrankungen, von Knochenbrüchen über degenerative Gelenkerkrankungen bis hin zu Wirbelsäulenverformungen und Weichteilverletzungen.

Unter den häufigsten Krankheiten, die in der Orthopädie behandelt werden, nehmen Frakturen eine zentrale Stellung ein. Sie treten auf, wenn der Knochen einer Kraft ausgesetzt wird, die seine Widerstandsfähigkeit übersteigt, wodurch er teilweise oder vollständig bricht. Frakturen können in Bezug auf Schwere, Ort und Art variieren. Einige, wie einfache oder geschlossene Frakturen, beinhalten einen eigentlichen Bruch des Knochens ohne Hautöffnung, während andere, wie offene Frakturen, komplexer sind, da sie mit einer Hautdurchbrechung einhergehen, die den Knochen freilegt und das Infektionsrisiko erhöht. Jede Art von Fraktur erfordert eine angemessene Behandlung, die von der Ruhigstellung mit Gips bis hin zu komplexen chirurgischen Eingriffen mit Osteosynthesematerial reicht.

Auch Arthroplastiken oder Gelenkprothesen sind in der Orthopädie weit verbreitet. Sie werden häufig bei degenerativen Gelenkerkrankungen wie Arthrose oder rheumatoider Arthritis eingesetzt, wenn konservative Behandlungsmethoden nicht mehr ausreichen, um die Schmerzen zu lindern oder die Gelenkfunktion zu erhalten. Bei einem Gelenkersatz wird ein beschädigtes Gelenk, häufig die Hüfte oder das Knie, durch eine künstliche Prothese ersetzt. Durch diesen Eingriff kann die Mobilität wiederhergestellt und die Lebensqualität der Patienten erheblich verbessert werden. Die postoperative Rehabilitation und der Umgang mit möglichen Komplikationen wie Infektionen oder

Prothesenlockerungen erfordern jedoch eine sorgfältige Nachsorge.

Die Orthopädie beschränkt sich nicht auf Erwachsene und die Behandlung von Knochenbrüchen oder altersbedingten Erkrankungen. Sie umfasst auch die Behandlung angeborener und erworbener Deformationen, insbesondere der Skoliose. Diese dreidimensionale Verformung der Wirbelsäule äußert sich durch eine abnormale seitliche Krümmung und kann Kinder und Jugendliche betreffen, aber auch im Erwachsenenalter fortschreiten, wenn sie nicht richtig behandelt wird. Skoliose kann idiopathisch sein, d. h. ohne erkennbare Ursache, oder sekundär zu anderen neuromuskulären Erkrankungen auftreten. Die Behandlung hängt vom Schweregrad der Krümmung ab und kann von einfacher Überwachung und Krankengymnastik bis hin zum Anlegen von Korsetts oder in fortgeschrittenen Fällen zu einer Operation reichen.

Schließlich befasst sich die Orthopädie mit Weichteilverletzungen wie Sehnenscheidenentzündungen, Bänderrissen oder Schleimbeutelentzündungen. Diese Erkrankungen betreffen die Strukturen um Knochen und Gelenke herum und werden häufig durch wiederholte mechanische Überlastungen oder Traumata verursacht. Tendinitis z. B. ist eine Entzündung der Sehnen, die robuste, aber anfällige Strukturen sind, die Muskeln mit Knochen verbinden. Bänderrisse, z. B. des vorderen Kreuzbands im Knie, sind häufige Sportverletzungen und erfordern oft einen chirurgischen Eingriff mit anschließender intensiver Rehabilitation, um die normale Funktionalität wiederzuerlangen.

Die Orthopädie ist somit ein weites Feld, das eine mehrdimensionale Betreuung der Patienten erfordert. In der Orthopädie werden konservative Behandlungen wie funktionelle Rehabilitation und die Verwendung von Orthesen mit oftmals komplexen chirurgischen Eingriffen kombiniert. Über die technischen Aspekte hinaus ist die Chirurgie ein Fachgebiet, in dem Schmerzmanagement, Rehabilitation und psychologische Betreuung entscheidende Rollen bei der Genesung der Patienten spielen. Die Arbeit in multidisziplinären Teams, in denen Pflegekräfte, Krankenschwestern und -pfleger, Physiotherapeuten und Chirurgen zusammenarbeiten, ist für eine umfassende und effiziente Betreuung von entscheidender Bedeutung, da jeder Patient spezifische Bedürfnisse und einen einzigartigen Behandlungsverlauf aufweist.

- **Stellung des Pflegehelfers in der Orthopädie**: Rollendefinition, Aufgabenbereich und Verantwortlichkeiten

Der Pflegehelfer in der orthopädischen Abteilung nimmt eine zentrale Stellung im Behandlungsverlauf der Patienten ein und spielt eine wesentliche Rolle bei der täglichen Begleitung, der Versorgung der Grundbedürfnisse und der psychologischen Unterstützung von Menschen mit Muskel-Skelett-Erkrankungen. Als erster direkter Kontakt mit dem Patienten ist der Pflegehelfer oft derjenige, der die unmittelbaren Bedürfnisse beobachtet und befriedigt, während er gleichzeitig den klinischen Verlauf ständig überwacht.

Die Rolle des Pflegehelfers in der Orthopädie hat drei Schwerpunkte: Unterstützung bei der Grundpflege, Unterstützung des Ärzteteams und Aufbau einer vertrauensvollen Beziehung zu den Patienten.

Zunächst einmal ist der Krankenpflegehelfer für die Grundpflege zuständig, die ein breites Spektrum an Aufgaben umfasst, die für das Wohlbefinden der Patienten unerlässlich sind. Ob Körperpflege, Hilfe beim Anziehen oder Begleitung bei alltäglichen Aktivitäten wie dem Essen - diese Tätigkeiten sind von größter Bedeutung, insbesondere in der Orthopädie, wo viele Patienten immobilisiert oder in ihrer Bewegungsfreiheit eingeschränkt sind. Die Pflege der Körperpflege ist beispielsweise eine der häufigsten und heikelsten Handlungen. Dabei geht es nicht nur um Hygiene, sondern auch um die Vermeidung von Komplikationen, die durch die Immobilisation entstehen, wie z. B. Druckgeschwüre oder Hautinfektionen. Die Pflegekraft sorgt für die körperliche Unversehrtheit des Patienten und bietet ihm gleichzeitig Komfort, der für seine Genesung unerlässlich ist.

Neben der Grundpflege spielt der Orthopädiepflegehelfer eine entscheidende Rolle bei der Unterstützung der anderen Mitglieder des Pflegeteams. Er ist an der Mobilisierung der Patienten beteiligt - ein entscheidender Aspekt in einer Abteilung, in der operierte oder verletzte Personen oft lange Zeit im Bett bleiben. Die passive oder aktive Mobilisierung von Patienten beugt der Entstehung von Thrombosen, Druckgeschwüren oder Gelenksteifigkeit vor, muss aber mit besonderer Präzision und Sorgfalt durchgeführt werden, um eine Verschlimmerung bestehender Verletzungen zu vermeiden. Die Pflegekraft arbeitet daher eng mit Physiotherapeuten und Krankenpflegern zusammen, um eine sichere und auf den jeweiligen Patienten abgestimmte Mobilisierung zu gewährleisten.

Der Aufgabenbereich des Pflegehelfers beschränkt sich nicht auf diese technischen Handgriffe. Er spielt auch eine Schlüsselrolle bei der klinischen Beobachtung und der Weitergabe von Informationen an Pflegepersonal und Ärzte. Orthopädische Patienten, die sich häufig chirurgischen Eingriffen unterziehen oder sich aufgrund von Knochenbrüchen oder Prothesen in der Rehabilitation befinden, erfordern eine strenge Überwachung der Anzeichen von Komplikationen, sei es im Zusammenhang mit der Ruhigstellung, den orthopädischen Hilfsmitteln (Gipsverbände, Schienen usw.) oder den Operationsfolgen. Indem die Pflegekraft auf Anzeichen wie das Auftreten von abnormalen Schmerzen, Rötungen, Schwellungen oder Fieber achtet, kann sie das Ärzteteam schnell alarmieren und so schwerwiegenden Komplikationen wie Infektionen oder Thrombosen vorbeugen. Diese ständige Wachsamkeit macht den Krankenpflegehelfer zu einem wichtigen Glied in der Pflegekette.

Darüber hinaus ist die orthopädische Behandlung häufig von Schmerzen geprägt, seien sie akut oder chronisch, und der Krankenpflegehelfer hat eine aktive Rolle bei der Bewältigung dieser Schmerzen. Sie helfen nicht nur bei der Verabreichung der vom Ärzteteam verordneten Behandlungen, sondern achten auch auf die Anwendung nichtmedikamentöser Methoden zur Linderung der Schmerzen, wie z. B. die Anpassung der Körperposition, die Verwendung von Kissen zur Unterstützung verletzter Gliedmaßen oder Entspannungstechniken zur Linderung von Muskelverspannungen. Die Unterstützung durch die Pflegekraft geht weit über die reine Körperpflege hinaus: Sie beruhigt den Patienten auch, begleitet ihn in Momenten der Verletzlichkeit und fördert sein allgemeines Wohlbefinden.

Schließlich ist die Pflegekraft in der Orthopädie oft diejenige, die die meiste Zeit beim Patienten verbringt und so ein Vertrauensverhältnis aufbaut, das für die Rekonvaleszenz wertvoll ist. Im Gegensatz zu den punktuellen Einsätzen von Ärzten oder Physiotherapeuten ist der Pflegehelfer ständig präsent. Diese Nähe ermöglicht es ihr, einen regelmäßigen Dialog mit dem Patienten aufzubauen, sich seine Sorgen anzuhören und ihn moralisch zu unterstützen. Diese psychologische Rolle ist von grundlegender Bedeutung, da Patienten in der Orthopädie, die mit Mobilitätsverlusten und manchmal schweren Schmerzen konfrontiert sind, Gefühle der Frustration, Angst oder Entwertung erleben können. Durch aktives Zuhören und Wohlwollen hilft die Pflegekraft, diese psychologischen Leiden zu lindern und das Vertrauen des Patienten in den eigenen Körper und den Heilungsprozess wiederherzustellen.

- **Unterschied zwischen Pflegehelfer/in und Krankenpfleger/in in der Orthopädie**: Interdisziplinäre Zusammenarbeit und Aufgabenverteilung

In der Orthopädie wird zwischen der Rolle der Krankenpflegerin und des Krankenpflegers klar unterschieden, doch ihre enge

Zusammenarbeit ist für eine umfassende und qualitativ hochwertige Patientenversorgung von entscheidender Bedeutung. Jeder Beruf hat spezifische Verantwortlichkeiten, aber diese beiden Gesundheitsfachkräfte arbeiten Hand in Hand und stützen sich auf ihre sich ergänzenden Fähigkeiten, um den unterschiedlichen Bedürfnissen der Patienten gerecht zu werden, die oft mit komplexen Erkrankungen und erheblichen körperlichen Einschränkungen konfrontiert sind.

Die Pflegekraft steht im Mittelpunkt der täglichen Betreuung der Patienten und konzentriert sich hauptsächlich auf die Grundpflege und das Wohlbefinden der Kranken. Er übernimmt die wesentlichen Handlungen des täglichen Lebens wie Waschen, Anziehen, Hilfe bei der Nahrungsaufnahme und Mobilisierung. In der Orthopädie ist diese Pflege besonders wichtig, da viele Patienten aufgrund von Knochenbrüchen, chirurgischen Eingriffen oder Gelenkerkrankungen immobilisiert sind oder sich nur schwer bewegen können. Die Pflegekraft spielt daher eine entscheidende Rolle bei der Aufrechterhaltung der Körperhygiene, der Vermeidung von Druckgeschwüren und der passiven oder aktiven Mobilisierung, die notwendig ist, um Muskelabbau zu verhindern und die Rehabilitation zu fördern. Ihre Tätigkeit ist konkret und unmittelbar, mit dem Ziel, den Komfort und die Würde des Patienten im Alltag zu gewährleisten.

Der Krankenpfleger in der Orthopädie wiederum übernimmt eher technische Verantwortlichkeiten, die mit der spezifischen medizinischen Versorgung zusammenhängen. Er ist für die Vorbereitung und Verabreichung von Medikamenten, Injektionen oder Infusionen verantwortlich. Der Krankenpfleger übernimmt auch die postoperative Pflege, wie die Überwachung von Operationswunden, das Wechseln von Verbänden, die Überwachung von Drainagen oder auch die Verwaltung von medizinischen Geräten wie Kathetern. In der Orthopädie achten Krankenschwestern und Krankenpfleger besonders darauf, postoperativen Komplikationen wie Infektionen, Thrombosen oder Lungenembolien vorzubeugen, indem sie die klinischen Anzeichen genau beobachten und bei Bedarf schnell eingreifen.

Was die Aufgabenverteilung angeht, so ist der Pflegehelfer aufgrund seiner täglichen Nähe zum Patienten oft der erste, der Anzeichen von Unwohlsein oder Unbehagen beim Patienten erkennt. Wenn er z. B. einen ungewöhnlichen Anstieg der Schmerzen oder das Auftreten von Rötungen um einen Gipsverband herum feststellt, leitet er diese Informationen schnell an den Krankenpfleger weiter. Dieser beurteilt die Situation und ergreift die erforderlichen Maßnahmen, indem er die Pflege anpasst oder bei schwerwiegenden Komplikationen den Arzt alarmiert. Diese reibungslose Kommunikation zwischen der Pflegekraft und dem Krankenpfleger ist entscheidend für eine kontinuierliche Überwachung und eine reaktionsschnelle Versorgung der Patienten.

Der Krankenpfleger hat auch eine wichtige pädagogische Rolle. Er erklärt den Patienten, welche Behandlungen sie erhalten, welche Pflege sie erhalten werden und welche Maßnahmen sie ergreifen müssen, um ihre Genesung zu fördern. In der Orthopädie ist diese erzieherische Dimension von entscheidender Bedeutung, insbesondere nach Eingriffen wie Arthroplastiken (Gelenkersatz) oder Repositionen von Knochenbrüchen, bei denen die Patienten oft strenge Anweisungen zur Mobilisierung und Rehabilitation befolgen müssen. Die Pflegekraft kann mit der Pflegekraft zusammenarbeiten, um sicherzustellen, dass die Patienten diese Empfehlungen verstehen und befolgen, indem sie die tägliche Pflege und Beratung anpassen, um die funktionelle Erholung zu optimieren.

Die interdisziplinäre Zusammenarbeit zwischen diesen beiden Berufen erstreckt sich auch auf kritische Momente im Pflegeverlauf, insbesondere während Notfallsituationen oder bei komplexen postoperativen Eingriffen. Nach einem orthopädischen Eingriff kann es beispielsweise erforderlich sein, dass der Patient engmaschig überwacht werden muss, um Komplikationen vorzubeugen. Die Pflegekraft trägt durch einfache, aber wesentliche Maßnahmen wie die frühzeitige Mobilisierung oder die Rehydratation aktiv zu dieser Überwachung bei. Der Krankenpfleger wiederum führt fortgeschrittenere technische Maßnahmen durch, wie die Kontrolle der Vitalfunktionen, die Verabreichung von Schmerzmitteln und die Wundversorgung, wobei er sich häufig auf die Beobachtungen stützt, die der Krankenpflegehelfer berichtet. Diese Teamarbeit ermöglicht es, den Patienten eine umfassende und kohärente Betreuung zu bieten, die alle ihre Bedürfnisse berücksichtigt, seien sie physischer, medizinischer oder psychologischer Art.

Die Komplementarität zwischen Krankenpflegehelfern und Krankenpflegern beruht also auf einer klaren Verteilung der Kompetenzen und Verantwortlichkeiten, aber auch auf einer engen Koordination innerhalb des Pflegeteams. Diese gegenseitige Abhängigkeit fördert eine optimale Pflegequalität in der Orthopädie, wo die Patienten sowohl eine ausgefeilte technische Pflege als auch eine ständige menschliche Begleitung benötigen. Jeder dieser Fachkräfte bringt sein eigenes Fachwissen in den Dienst des Patienten, wobei er die Grenzen seiner Rolle respektiert und gleichzeitig in der Lage ist, zu kooperieren, um schnell auf unvorhergesehene Ereignisse oder Veränderungen im Gesundheitszustand des Patienten zu reagieren.

- **Psychologische Auswirkungen von orthopädischen Erkrankungen auf Patienten** : Die Rolle der emotionalen Unterstützung durch die Pflegekraft

Orthopädische Erkrankungen, ob als Folge eines akuten Traumas oder einer degenerativen Erkrankung, haben tiefgreifende Auswirkungen nicht nur auf den Körper, sondern auch auf die Psyche der Patienten. Immobilisierung, chronische Schmerzen, Mobilitätsverlust und schwere chirurgische Eingriffe führen häufig zu einem Gefühl der Verletzlichkeit, Hilflosigkeit und sogar Frustration. In diesem Zusammenhang spielt die Pflegekraft eine entscheidende Rolle, nicht nur bei der körperlichen Pflege, sondern vor allem auch bei der emotionalen Unterstützung, die für die Genesung und das psychische Wohlbefinden der Patienten von entscheidender Bedeutung ist.

Die psychologischen Auswirkungen von orthopädischen Erkrankungen werden häufig unterschätzt. Dabei haben Patienten mit schweren Knochenbrüchen, künstlichen Gelenken oder Skoliose nicht nur mit körperlichen Schmerzen zu kämpfen, sondern auch mit erheblichen emotionalen Umwälzungen. Der vorübergehende oder dauerhafte Verlust der Mobilität beispielsweise führt zu Angst und Hilflosigkeit. Patienten, die früher selbstständig waren, sind manchmal von anderen abhängig, um die einfachsten Aufgaben des Alltags zu bewältigen, wie z. B. Aufstehen, Waschen oder Gehen. Diese Abhängigkeit, insbesondere wenn man für längere Zeit immobil ist, kann zu einem Gefühl des Kontrollverlusts über den eigenen Körper führen, was manchmal zu depressiven Verstimmungen oder einem verminderten Selbstwertgefühl führt.

In diesem Rahmen wird die Pflegekraft zu einem stabilen Bezugspunkt für den Patienten. Durch seine regelmäßige Anwesenheit und häufige Interaktion ist er oft die Person, die dem Patienten am nächsten steht und die die ersten Anzeichen einer psychischen Notlage wahrnehmen kann. Die emotionale Unterstützung, die der Pfleger leisten kann, ist von grundlegender Bedeutung, um dem Patienten zu helfen, diese schwierige Zeit besser zu bewältigen. Diese Unterstützung beginnt mit dem Zuhören: dem Patienten einen Raum bieten, in dem er seine Ängste, Frustrationen und Fragen ausdrücken kann. Orthopädische Patienten sehen sich oft mit Ängsten bezüglich ihrer Genesung konfrontiert, wie z. B. der Befürchtung, nie wieder ihre frühere Beweglichkeit zu erlangen oder ständig mit Schmerzen leben zu müssen. Indem der Pfleger bereit ist, sich diese Ängste anzuhören, trägt er dazu bei, die emotionale Belastung des Patienten zu verringern.

Neben dem Zuhören muss der Pflegehelfer auch beruhigen und ermutigen können. In einem Umfeld, in dem die Rehabilitation oft langwierig und anstrengend ist, können die Patienten schnell entmutigt werden. Die Fortschritte sind manchmal langsam und erfordern kontinuierliche Anstrengungen, was zu Ungeduld oder einem Gefühl der Nutzlosigkeit führen kann. Der Pfleger ist durch seine tägliche Nähe zum Patienten in der Lage, kleine Fortschritte zu fördern und den Patienten an die Bedeutung der erreichten Schritte zu erinnern, seien sie auch noch so klein. Diese positive Verstärkung ist wesentlich, um die Motivation des Patienten aufrechtzuerhalten, insbesondere in kritischen Phasen der Rehabilitation, in denen Schmerzen und Funktionseinschränkungen unüberwindbar erscheinen können.

Die Rolle der Pflegekraft beschränkt sich nicht auf eine passive Präsenz. Sie kann auch eine aktive Rolle bei der Schmerzbehandlung spielen, nicht nur durch technische Handlungen wie die Anpassung der Position des Patienten oder die Unterstützung bei der Verabreichung der verschriebenen Medikamente, sondern auch durch das Vorschlagen nicht-pharmakologischer Strategien zur Schmerzlinderung. Wenn man dem Patienten beispielsweise hilft, sich zu entspannen, Atemtechniken zu üben oder einfach die Umgebung so zu gestalten, dass sie bequemer und beruhigender ist, kann dies zu einer besseren Schmerzbewältigung und damit zu einer Verringerung des damit verbundenen psychischen Leidens beitragen. Eine ganzheitliche Behandlung, die sowohl den körperlichen als auch den seelischen Aspekt umfasst, ist für die Förderung der Heilung von entscheidender Bedeutung.

Orthopädische Erkrankungen, insbesondere wenn sie größere chirurgische Eingriffe wie Gelenkersatz oder die Fixierung komplexer Brüche erfordern, zwingen dem Patienten oft ein verändertes Körperbild auf. Das Vorhandensein von Narben, orthopädischen Geräten oder die bloße Unmöglichkeit, eine Gliedmaße wie zuvor zu bewegen, beeinträchtigt die Selbstwahrnehmung des Patienten. Bei manchen ist das Körperbild zutiefst gestört, was zu einem verminderten Selbstwertgefühl und sogar zu einer Form der sozialen Isolation führen kann. Die Pflegekraft kann hier durch einfache, aber bedeutungsvolle Gesten helfen, dieses Selbstvertrauen wiederherzustellen. Indem er sich mit Respekt und Würde um den Patienten kümmert und ihm zeigt, dass er trotz Verletzungen oder Einschränkungen eine ganze Person bleibt, die Aufmerksamkeit verdient, spielt der Pfleger eine Schlüsselrolle bei der Wiederherstellung des Körperbildes.

Auch die soziale Dimension der psychologischen Auswirkungen darf nicht vernachlässigt werden. Orthopädiepatienten können sich, insbesondere bei längeren Krankenhausaufenthalten oder Rehabilitationsmaßnahmen, von ihrem familiären und sozialen Umfeld abgeschnitten fühlen. Diese Form der Isolation, gepaart mit der körperlichen Behinderung, verstärkt das Gefühl, verlassen oder ausgegrenzt zu sein. Die Pflegekraft wird durch ihre fürsorgliche Präsenz oft zu einem entscheidenden sozialen Bindeglied und schafft einen Raum für Austausch und menschliche Beziehungen in einem Umfeld, das häufig als medizinisch und unpersönlich wahrgenommen wird. Allein die Tatsache, dass eine auf Empathie basierende Beziehung aufgebaut wird, dass man sich die Zeit nimmt, mit dem Patienten über die technische Pflege hinaus zu sprechen, trägt dazu bei, diese Einsamkeit zu durchbrechen.

Kapitel 2

Anatomie und häufige Pathologien in der Orthopädie

- **Grundbegriffe der Anatomie des Muskel- und Skelettsystems**: Knochen, Gelenke, Muskeln, Bänder und Sehnen

Die muskuloskelettale Anatomie ist die grundlegende Basis für das Verständnis orthopädischer Erkrankungen und deren Behandlung. Das Muskel-Skelett-System ist eine komplexe und faszinierende Struktur, die es dem menschlichen Körper ermöglicht, sich zu bewegen, das Gleichgewicht zu halten und eine Vielzahl von Funktionen auszuführen. Es setzt sich aus verschiedenen Elementen zusammen: Knochen, Gelenke, Muskeln, Bänder und Sehnen, die jeweils eine spezifische, voneinander abhängige Rolle spielen, damit der Körper reibungslos funktioniert. Das Verständnis dieser Anatomie ist für die Krankenpflegehelferin bzw. den Krankenpflegehelfer von entscheidender Bedeutung, da es ihr bzw. ihm ermöglicht, die Krankheitsbilder und die im Rahmen der Orthopädie zu leistende Pflege zu verstehen.

Die **Knochen** bilden das Gerüst des menschlichen Körpers. Sie bilden das Skelett, eine starre, aber dynamische Struktur, die mehrere lebenswichtige Funktionen erfüllt. Die Knochen tragen das Körpergewicht, schützen die inneren Organe, erleichtern die Bewegungen durch die Gelenke und dienen als Speicher für Mineralien, hauptsächlich Kalzium und Phosphor, die für die Festigkeit der Knochen unerlässlich sind. Das Skelett eines erwachsenen Menschen besteht aus etwa 206 Knochen unterschiedlicher Größe und Form, die miteinander gelenkig verbunden sind und so einen beweglichen und funktionellen Rahmen bilden. Lange Knochen, wie der Oberschenkelknochen oder der Oberarmknochen, ermöglichen aufgrund ihrer Länge weite Bewegungen, während kurze Knochen, wie die der Handgelenke, mehr Stabilität auf engem Raum bieten. Jeder Knochen besteht aus zwei Hauptteilen: dem kompakten, dichten und festen Knochen und dem leichteren, porösen Schwammknochen, in dem sich das Knochenmark befindet, ein Gewebe, das für die Produktion von Blutzellen wichtig ist.

Gelenke hingegen sind die Verbindungsstellen zwischen zwei Knochen. Sie ermöglichen die Beweglichkeit des Skeletts und erleichtern Bewegungen, indem sie für die notwendige Flexibilität des menschlichen Körpers sorgen. Es gibt verschiedene Arten von Gelenken, je nach dem Grad der Beweglichkeit, die sie bieten. Die sogenannten Synovialgelenke, wie die Hüft- oder Schultergelenke, sind am beweglichsten und ermöglichen verschiedene Bewegungen wie Rotation oder Beugung-Streckung. Sie bestehen aus mehreren Komponenten: einer Gelenkkapsel, die das Gelenk umgibt, Knorpel, der die Knochenenden überzieht, um die Reibung zu verringern, und einer Synovialflüssigkeit, die das Gelenk schmiert. Andere Gelenke, wie die des Schädels, werden als fixiert oder halbfixiert bezeichnet und dienen eher dem Schutz als der Bewegung. Gelenkerkrankungen wie Arthrose betreffen häufig den Knorpel, was zu Schmerzen und Funktionseinschränkungen führt.

Die **Muskeln** hingegen sind die Motoren der Bewegung. Sie sind für die Kontraktion verantwortlich, die es den Knochen ermöglicht, sich über die Gelenke zu bewegen. Der menschliche Körper verfügt über mehr als 600 Muskeln, die zusammenarbeiten, um eine Vielzahl von Bewegungen auszuführen, von feinen, präzisen Gesten bis hin zu kraftvollen Aktionen wie Laufen oder Heben schwerer Lasten. Muskeln bestehen aus kontraktilen Fasern, die sich auf Nervenimpulse hin verkürzen und so den Zug auf die Knochen, an denen sie befestigt sind, bewirken. Die Skelettmuskeln, die willentlich vom zentralen Nervensystem gesteuert werden, wirken zusammen, um komplexe Bewegungen zu erzeugen, und werden in antagonistische Gruppen eingeteilt: Ein Muskel beugt eine Gliedmaße, während sein Antagonist sie auseinanderzieht. Beispielsweise sind der Bizeps und der Trizeps antagonistische Muskeln, die zusammenarbeiten, um den Ellenbogen zu beugen und zu strecken. Muskeln spielen auch eine entscheidende Rolle bei der Aufrechterhaltung der Körperhaltung und bei der Produktion von Körperwärme durch ihre Kontraktion.

Sehnen sind widerstandsfähige Strukturen, die die Muskeln mit den Knochen verbinden. So können sie die durch die Muskelkontraktion erzeugte Kraft auf die Knochen übertragen und so die Bewegung auslösen. Sehnen bestehen aus Kollagenfasern, was ihnen eine hohe Zugfestigkeit verleiht, aber auch eine gewisse Elastizität, die notwendig ist, um die Belastungen bei Bewegungen abzufedern. Die Achillessehne beispielsweise, die größte und stärkste Sehne des menschlichen Körpers, verbindet die Wadenmuskeln mit dem Fersenknochen und ermöglicht die Plantarflexion des Fußes, die beim Gehen oder Laufen unerlässlich ist. Wenn die Sehnen übermäßig oder wiederholt beansprucht werden, können sie sich entzünden und zu Erkrankungen wie der Tendinitis führen, die bei orthopädischen Patienten häufig auftritt.

Bänder hingegen sind Faserbänder, die die Knochen in den Gelenken miteinander verbinden. Im Gegensatz zu den Sehnen, die die Kraft übertragen, sind die Bänder für die Stabilität der Gelenke verantwortlich, indem sie den Bewegungsradius begrenzen, um Verrenkungen oder Ausrenkungen zu vermeiden. Sie spielen eine entscheidende Rolle beim Schutz der Gelenke, insbesondere bei beweglichen Gelenken wie dem Knie oder der Schulter, wo die Stabilität von entscheidender Bedeutung ist. Die Kreuzbänder des Knies beispielsweise befinden sich in der Mitte des Gelenks und stabilisieren das Gelenk, indem sie übermäßige Vorwärts- und Rückwärtsbewegungen verhindern. Bänderrisse, insbesondere der Kreuzbänder, sind häufige Verletzungen bei Sportlern und erfordern oftmals chirurgische Eingriffe, um die Gelenkstabilität wiederherzustellen.

- **Frakturen**: Arten, Ursachen und Erstversorgung

Frakturen, d. h. der Bruch eines Knochens durch ein Trauma oder eine zugrunde liegende Erkrankung, gehören zu den häufigsten Erkrankungen in der Orthopädie. Sie können jeden Knochen im menschlichen Körper betreffen und werden je nach Schweregrad,

Ort und Art des Knochenbruchs in verschiedene Arten unterteilt. Die Erstbehandlung von Knochenbrüchen ist von entscheidender Bedeutung, da sie die Qualität der Heilung, die funktionelle Rehabilitation und die Vermeidung von Komplikationen weitgehend beeinflusst.

Knochenbrüche treten in der Regel auf, wenn der Knochen einer übermäßigen Kraft ausgesetzt ist, sei es durch einen Unfall, einen Sturz oder einen direkten Schlag. Sie können jedoch auch das Ergebnis pathologischer Prozesse sein, wie z. B. bei Osteoporose, bei der die Knochen selbst bei minimaler Belastung brüchiger und verletzlicher werden. Je nach Stärke des Aufpralls und dem Gesundheitszustand des Knochens kann ein Knochenbruch verschiedene Formen annehmen, die jeweils eine spezifische Behandlung erfordern.

Eine der wichtigsten Unterscheidungen bei Knochenbrüchen ist die zwischen **geschlossenen** und **offenen Frakturen**. Ein geschlossener Bruch liegt vor, wenn der Knochen zwar gebrochen ist, aber unter der Haut bleibt und keine Hautlücke entsteht. In diesem Fall können zwar starke Schmerzen und Verformungen auftreten, aber da es keinen direkten Kontakt zur Außenwelt gibt, ist das Infektionsrisiko begrenzt. Zu einem **offenen Bruch** kommt es dagegen, wenn der Knochenbruch eine offene Wunde verursacht, wodurch der Knochen und das umliegende Weichgewebe der Luft und Keimen von außen ausgesetzt sind. Diese Art von Fraktur ist aufgrund des erhöhten Infektionsrisikos, insbesondere einer Osteomyelitis (Knocheninfektion), besonders schwerwiegend und erfordert eine dringende chirurgische Behandlung, um den Bruch zu reinigen und zu stabilisieren.

Frakturen können auch nach der Bruchlinie eingeteilt werden. Ein **einfacher Bruch** zeichnet sich durch einen klaren **Bruch** des Knochens in zwei Teile aus, während ein Trümmerbruch einen Knochen bezeichnet, der in mehrere Fragmente zerbricht. Der letztgenannte Typ ist häufig das Ergebnis heftiger Traumata, wie bei Autounfällen oder Stürzen aus großer Höhe, und stellt eine besondere Herausforderung für die Behandlung dar, da die

Vielzahl der Knochenfragmente die Stabilisierung und Heilung erschwert.

Eine weitere häufige Form ist der **Ermüdungsbruch**, der meist bei Sportlern oder Personen auftritt, deren Knochen über einen längeren Zeitraum wiederholt belastet werden. Im Gegensatz zu akuten Frakturen, die durch ein direktes Trauma verursacht werden, sind Ermüdungsbrüche das Ergebnis einer wiederholten mechanischen Belastung des Knochens, die zu fortschreitenden Rissen führt. Sie treten häufig in den unteren Gliedmaßen auf, insbesondere in den Fuß- und Schienbeinknochen, und erfordern in erster Linie Ruhe und manchmal auch Ruhigstellung, um die Heilung zu ermöglichen.

Ein weiterer Sondertyp sind die bei Kindern häufig vorkommenden **Grünholzfrakturen**. In diesem Fall biegt sich der Knochen, ohne vollständig zu brechen, ein wenig wie ein grüner Holzzweig. Dieses Phänomen lässt sich durch die größere Flexibilität der Knochen bei Kindern erklären, die noch nicht vollständig verknöchert sind. Obwohl diese Brüche weniger schwerwiegend erscheinen mögen, erfordern sie dennoch eine sorgfältige Behandlung, um bleibende Verformungen zu vermeiden.

Die Ursachen von Knochenbrüchen sind so vielfältig wie ihre Arten. Am häufigsten sind direkte Traumata, z. B. durch Stürze, Autounfälle oder Aufprall bei Kontaktsportarten. Einige Knochenbrüche sind jedoch auf innere Ursachen zurückzuführen, wie z. B. Osteoporose, die die Knochen schwächt und sie schon bei geringer Belastung anfälliger für Brüche macht. Auch andere Grunderkrankungen wie bestimmte Knocheninfektionen oder Tumore können den Knochen schwächen und das Auftreten eines Knochenbruchs begünstigen.

Die **Erstbehandlung von Knochenbrüchen** beruht auf drei wesentlichen Prinzipien: Ruhigstellung, Reposition und Stabilisierung. Zunächst ist es entscheidend, den betroffenen Bereich ruhig zu stellen, um eine Verschlimmerung des Bruchs oder eine weitere Schädigung des umliegenden Gewebes wie Muskeln, Nerven oder Blutgefäße zu verhindern. Dies kann mithilfe von vorübergehenden Fixierungen wie Schienen oder Schlingen geschehen, bis eine weitere Untersuchung erfolgt ist. Die Ruhigstellung hilft auch, die Schmerzen zu lindern, die in den Minuten nach dem Bruch besonders stark sein können.

Zweitens: Wenn die Knochenfragmente nicht richtig ausgerichtet sind, muss eine **Reposition** durchgeführt werden, d. h. die Fragmente müssen neu ausgerichtet werden. In den einfachsten Fällen kann diese Reposition manuell von einem Arzt oder Chirurgen durchgeführt werden, bei komplexeren oder kommunikativen Frakturen kann jedoch ein chirurgischer Eingriff erforderlich sein. Die chirurgische Reposition geht häufig mit dem Einsetzen von internen Vorrichtungen wie Platten, Schrauben oder Stiften einher, um die Knochen während der Heilung an Ort und Stelle zu halten.

Schließlich ist die Stabilisierung wichtig, damit sich der Knochen verfestigen kann. Dies kann bei einfachen Frakturen mithilfe von Gipsverbänden oder Orthesen geschehen oder über externe oder interne Fixateure bei schwereren Frakturen. Die Wahl des Geräts hängt von der Schwere des Bruchs, dem Alter des Patienten, seinem allgemeinen Gesundheitszustand und der Lage des Bruchs ab.

Es ist auch von entscheidender Bedeutung, bei der Erstversorgung auf Anzeichen von Komplikationen zu achten, insbesondere bei offenen Frakturen, bei denen das Infektionsrisiko hoch ist. Die prophylaktische Gabe von Antibiotika sowie eine regelmäßige Wundpflege sind häufig erforderlich, um postoperative Infektionen zu vermeiden. Außerdem besteht bei Brüchen großer Knochen wie dem Oberschenkelknochen die Gefahr der Bildung von Blutgerinnseln oder einer Fettembolie, was eine engmaschige Überwachung erforderlich macht.

- **Gelenkpathologien: Arthrose, Polyarthritis und Prothesen**: Degenerative Prozesse und Behandlungsmöglichkeiten

Gelenkerkrankungen wie Arthrose und rheumatoide Arthritis betreffen Millionen von Menschen auf der ganzen Welt und machen einen großen Teil der Arztbesuche in der Orthopädie aus. Diese degenerativen Erkrankungen betreffen hauptsächlich die Gelenke und führen nach und nach zu Schmerzen, Steifheit und Funktionsverlust. In fortgeschrittenen Fällen kann der Einsatz von künstlichen Gelenken erforderlich sein, um dem Patienten wieder eine zufriedenstellende Lebensqualität zu ermöglichen. Das Verständnis der zugrunde liegenden degenerativen Prozesse und der verschiedenen Behandlungsmöglichkeiten ist entscheidend, um jedem Patienten eine angemessene und individuelle Behandlung zu bieten.

Arthrose, auch Osteoarthritis genannt, ist die häufigste Form einer degenerativen Gelenkerkrankung. Sie ist gekennzeichnet durch den allmählichen Abbau des Knorpels, einer dünnen Schicht aus elastischem Gewebe, die die Knochenenden in den Gelenken bedeckt und schützt. Der Knorpel wirkt wie ein Stoßdämpfer und sorgt dafür, dass die Knochen bei Bewegungen reibungslos gegeneinander gleiten können. Bei Arthrose nutzt sich dieser Knorpel allmählich ab und wird immer dünner und unregelmäßiger. Wenn der Knorpel schwindet, beginnen die Knochen direkt aneinander zu reiben, was zu Schmerzen, Entzündungen und Gelenkverformungen führt.

Das Altern ist die Hauptursache für Arthrose, aber es gibt auch andere Faktoren, die das Auftreten von Arthrose begünstigen können, wie Übergewicht, frühere Gelenkverletzungen oder wiederholte körperliche Aktivitäten, die bestimmte Gelenke übermäßig belasten. Am häufigsten sind Gelenke betroffen, die das Körpergewicht tragen, wie Knie, Hüften, Wirbelsäule und Hände.

Die Behandlung von Osteoarthritis ist in erster Linie symptomatisch und zielt darauf ab, Schmerzen zu lindern und die

Gelenkbeweglichkeit zu erhalten. Zu den ersten Behandlungsoptionen gehören nicht-pharmakologische Maßnahmen wie Gewichtsabnahme, die den Druck auf die tragenden Gelenke verringern kann, und funktionelle Rehabilitation, die darauf abzielt, die Muskeln um die Gelenke herum zu stärken, die Flexibilität zu verbessern und die Gelenkfunktion zu erhalten. Es können nichtsteroidale entzündungshemmende Medikamente (NSAIDs) verschrieben werden, um Schmerzen und Entzündungen zu reduzieren. In schwereren Fällen können intraartikuläre Injektionen von Kortikoiden oder Hyaluronsäure die Symptome vorübergehend lindern. Wenn diese Behandlungen nicht mehr ausreichen und die Schmerzen behindernd werden, kann ein chirurgischer Eingriff wie eine Arthroplastik, d. h. das Einsetzen eines künstlichen Gelenks, in Betracht gezogen werden.

Die **rheumatoide Arthritis** hingegen ist eine chronische Entzündungskrankheit, die die Gelenke auf andere Weise als die Arthrose befällt. Es handelt sich um eine Autoimmunerkrankung, bei der das Immunsystem fälschlicherweise die Synovialmembran angreift, die die Gewebeschicht ist, mit der die Innenseite der Gelenke ausgekleidet ist. Diese Entzündung führt zu einer Verdickung der Synovialis und einer übermäßigen Produktion von Synovialflüssigkeit, was zu geschwollenen Gelenken, Schmerzen und Steifheit führt. Langfristig kann diese chronische Entzündung Knorpel, Knochen sowie Bänder und Sehnen schädigen, was zu einer schweren Gelenkverformung und Funktionsverlust führt.

Im Gegensatz zur Arthrose, die hauptsächlich durch den mechanischen Verschleiß der Gelenke verursacht wird, sind bei der rheumatoiden Arthritis oft mehrere Gelenke gleichzeitig betroffen, insbesondere die Gelenke der Hände, Handgelenke, Knie und Füße. Sie tritt in der Regel bei Erwachsenen zwischen 30 und 60 Jahren auf, obwohl Frühformen auch bei Kindern oder jungen Erwachsenen auftreten können. Aufgrund der systemischen Auswirkungen der Krankheit kann sie auch andere Organe wie die Augen, die Haut oder die Lunge befallen.

Die Behandlung der rheumatoiden Arthritis basiert auf immunsuppressiven und entzündungshemmenden Medikamenten, deren Ziel es ist, die Entzündung zu kontrollieren und langfristig Gelenkschäden zu verhindern. Basistherapien wie Methotrexat oder biologische Wirkstoffe (monoklonale Antikörper) verändern den Verlauf der Krankheit, indem sie die Aktivität des Immunsystems reduzieren. Diese Medikamente erfordern jedoch aufgrund ihrer potenziellen Nebenwirkungen eine sorgfältige Überwachung. In späteren Stadien der Krankheit, wenn die Gelenke stark beschädigt und verformt sind, kann eine Operation erforderlich sein, um die Verformungen zu korrigieren oder die betroffenen Gelenke durch Prothesen zu ersetzen.

Die **Arthroplastik** oder der Gelenkersatz ist ein chirurgischer Eingriff, bei dem ein beschädigtes Gelenk durch eine Prothese ersetzt wird, die in der Regel aus Metall, Keramik oder Polyethylen besteht. Dieser Eingriff wird häufig an Hüften und Knien vorgenommen, da diese Gelenke häufig von Arthrose oder Polyarthritis betroffen sind. Ein künstlicher Gelenkersatz kann auch an Schultern oder Knöcheln vorgenommen werden, obwohl diese Eingriffe seltener sind. Ziel der Prothese ist es, dem Patienten eine nahezu normale Gelenkfunktion zurückzugeben, indem Schmerzen beseitigt und die Beweglichkeit verbessert werden.

Ein künstliches Gelenk wird in der Regel in Betracht gezogen, wenn konservative Behandlungsmethoden wie Medikamente oder Rehabilitation die Symptome nicht mehr lindern können und die Lebensqualität des Patienten stark beeinträchtigt ist. Der künstliche Gelenkersatz ist ein wirksamer Eingriff, der vielen Patienten die Rückkehr zu einem schmerzfreien, aktiven Leben ermöglicht. Sie birgt jedoch auch Risiken wie Infektionen, Prothesenlockerungen oder Prothesenverschleiß, die im Laufe der Zeit möglicherweise eine operative Revision erforderlich machen.

- **Erkrankungen des Weichgewebes : Tendinitis, Bursitis und Bänderverletzungen**

Weichteilerkrankungen wie Tendinitis, Bursitis und Bandverletzungen sind in der Orthopädie häufig anzutreffen und betreffen Strukturen, die für das reibungslose Funktionieren des Muskel-Skelett-Systems entscheidend sind. Diese Erkrankungen sind zwar weniger bekannt als Knochenbrüche oder Gelenkerkrankungen, können aber die Mobilität und die Lebensqualität der Patienten erheblich beeinträchtigen. Sie betreffen Sehnen, Schleimbeutel und Bänder, allesamt Gewebe, die eine zentrale Rolle bei der Kraftübertragung und der Stabilisierung von Gelenken spielen. Diese Erkrankungen sind häufig das Ergebnis einer Überbeanspruchung, eines Traumas oder wiederholter falscher Bewegungen und erfordern eine angemessene Behandlung, um Komplikationen zu vermeiden und eine optimale Heilung zu fördern.

Tendinitis ist wahrscheinlich die häufigste Weichteilerkrankung. Sie bezeichnen eine Entzündung der Sehnen, der faserigen Strukturen, die die Muskeln mit den Knochen verbinden. Sehnen sind so konstruiert, dass sie bei Bewegungen großen Spannungen standhalten können. Wenn sie jedoch wiederholt oder übermäßig beansprucht werden, können sie sich entzünden. Diese Entzündung verursacht oft starke Schmerzen, die durch die Benutzung des betroffenen Gelenks noch verstärkt werden. Sehnenscheidenentzündungen betreffen häufig Schultern, Ellenbogen, Handgelenke, Knie und Fußgelenke, Gelenke, die im Alltag oder beim Sport wiederholt beansprucht werden. Eine **Tendinitis der Rotatorenmanschette** im Bereich der Schulter tritt beispielsweise häufig bei Personen auf, die wiederholt Überkopfbewegungen ausführen, wie Maler oder Tennisspieler. Ebenso ist die **Achillessehnenentzündung**, die die Sehne betrifft, die die Wade mit der Ferse verbindet, häufig bei Läufern anzutreffen.

Die Ursachen für eine Sehnenscheidenentzündung können vielfältig sein, hängen aber häufig mit einer falschen oder übermäßigen Beanspruchung der Sehnen zusammen. Sich wiederholende Bewegungen, ungünstige Körperhaltungen und mangelndes Aufwärmen vor einer körperlichen Aktivität können alle zur Entstehung einer Sehnenscheidenentzündung beitragen. Auch direkte Traumata wie ein Sturz oder ein Aufprall können die Ursache sein, ebenso wie einige chronisch entzündliche Erkrankungen wie rheumatoide Arthritis. Die Behandlung einer Tendinitis beruht hauptsächlich auf der Ruhigstellung des betroffenen Gelenks, damit die Sehne heilen kann. Die Anwendung von Eis, um die Entzündung zu reduzieren, sowie die Verwendung von nichtsteroidalen Antirheumatika (NSAR) zur Schmerzlinderung gehören ebenfalls zur Erstversorgung. In schwereren oder wiederkehrenden Fällen sind oftmals Rehabilitationssitzungen mit einem Physiotherapeuten erforderlich, um die umliegenden Muskeln wieder ins Gleichgewicht zu bringen und die fehlerhaften Bewegungen zu korrigieren. In manchen Fällen können Kortikoidinjektionen in Betracht gezogen werden, um die Entzündung zu verringern, obwohl eine langfristige Anwendung aufgrund der Nebenwirkungen auf das Sehnengewebe vermieden werden sollte.

Schleimbeutelentzündungen sind kleine, flüssigkeitsgefüllte Taschen, die als Polster zwischen Knochen, Sehnen und Muskeln fungieren und die Reibung bei Gelenkbewegungen verringern. Die Schleimbeutel sorgen also dafür, dass die verschiedenen Strukturen leichter übereinander gleiten können, und ihre Entzündung, die sogenannte Bursitis, kann nach wiederholten Traumata oder übermäßigem Druck auf ein Gelenk auftreten. Schleimbeutelentzündungen machen sich durch lokale Schmerzen bemerkbar, die oft mit Schwellungen und erhöhter Druckempfindlichkeit einhergehen. Die am häufigsten von Schleimbeutelentzündungen betroffenen Bereiche sind die Schultern, Hüften, Ellenbogen und Knie. Beispielsweise ist die **Bursitis olecrani** am Ellenbogen häufig bei Menschen anzutreffen, die sich häufig auf ihre Ellenbogen stützen, während die **Bursitis trochanterica** an der Hüfte oft bei Läufern oder Walkern auftritt.

Die Ursachen einer Schleimbeutelentzündung ähneln denen einer Sehnenscheidenentzündung. Dazu gehören wiederholte Bewegungen, Traumata und lange Positionen, die bestimmte Gelenke belasten. Infektionen können, obwohl sie seltener sind, ebenfalls eine Schleimbeutelentzündung verursachen. In diesem Fall spricht man von einer **septischen Bursitis** und sie erfordert neben der Behandlung von Schmerzen und Entzündungen auch eine Antibiotikabehandlung. Die Behandlung von Schleimbeutelentzündungen beruht in erster Linie auf der Ruhigstellung des betroffenen Gelenks, der Anwendung von Eis und der Verwendung von entzündungshemmenden Mitteln zur Schmerzlinderung. Wie bei Sehnenentzündungen können bei chronischen oder wiederkehrenden Schleimbeutelentzündungen Infiltrationen mit Kortikosteroiden erforderlich sein, wobei diese Injektionen allerdings mit Vorsicht angewendet werden sollten. Auch die Physiotherapie spielt eine Schlüsselrolle bei der Wiederherstellung der Gelenkfunktion und der Vermeidung von Rückfällen.

Bei **Bänderverletzungen** schließlich sind die Bänder betroffen, die Bänder aus dichtem Bindegewebe, die die Knochen in den Gelenken miteinander verbinden. Die Bänder spielen eine grundlegende Rolle bei der Stabilität der Gelenke, indem sie übermäßige Bewegungen einschränken. Wenn ein Band übermäßig beansprucht wird, kann es sich überdehnen, teilweise oder vollständig reißen, was zu Gelenkinstabilität, Schmerzen und Schwellungen führt. Bänderverletzungen treten häufig bei Sportunfällen, falschen Bewegungen oder Stürzen auf. Eine der bekanntesten Bandverletzungen ist die **Ruptur des vorderen Kreuzbandes** im Knie, die häufig bei Sportlern auftritt, die Aktivitäten mit schnellen Richtungswechseln ausüben, wie z. B. Fußball oder Skifahren. Diese Verletzung führt zu einer erheblichen Instabilität des Knies und erfordert häufig einen chirurgischen Eingriff, um die Gelenkstabilität wiederherzustellen.

Bandverletzungen werden je nach Schweregrad in drei Grade eingeteilt: von der einfachen Überdehnung (leichte Verstauchung) bis zum vollständigen Bänderriss. Die Behandlung von Bandverletzungen hängt von ihrem Schweregrad ab. Bei leichten Verstauchungen ist eine konservative Behandlung mit Ruhe, Eisanwendung, Kompression und Hochlagerung der betroffenen Gliedmaße oft ausreichend. In schwereren Fällen, insbesondere bei einer vollständigen Ruptur, kann ein chirurgischer Eingriff erforderlich sein, um das gerissene Band zu reparieren, gefolgt von einer intensiven Rehabilitation, um eine normale Gelenkfunktion wiederherzustellen. Die Rehabilitation zielt darauf ab, die umliegenden Muskeln zu stärken, den Bewegungsumfang wiederherzustellen und gleichzeitig das Gelenk zu stabilisieren.

- **Skoliose und andere Deformitäten der Wirbelsäule**: Behandlung und Nachsorge

Skoliose und andere Wirbelsäulendeformitäten sind komplexe Erkrankungen, die sich auf die Körperstruktur und -haltung auswirken und eine sorgfältige Behandlung sowie eine längere Nachsorge erfordern. Diese Deformitäten, die häufig schon im Kindes- oder Jugendalter beobachtet werden, können tiefgreifende Auswirkungen auf die Lebensqualität des Patienten haben, wenn sie nicht angemessen behandelt werden. Die Wirbelsäule ist die zentrale Struktur des Skeletts und sorgt sowohl für die Unterstützung des Körpers als auch für den Schutz des Rückenmarks und die Mobilität. Jede Abweichung oder Verformung dieser Struktur kann daher nicht nur zu ästhetischen Problemen, sondern auch zu Schmerzen, eingeschränkter Mobilität und in schweren Fällen zu respiratorischen oder neurologischen Komplikationen führen.

Skoliose ist die häufigste Form der Wirbelsäulenverkrümmung. Sie ist durch eine abnormale Krümmung der Wirbelsäule in allen drei Dimensionen gekennzeichnet, die eine seitliche Abweichung und eine Rotation der Wirbel verursacht. Obwohl auch Erwachsene von Skoliose betroffen sein können, tritt sie in der

Regel während der Phase des schnellen Wachstums im Jugendalter auf. Die meisten Skoliosen werden als idiopathisch bezeichnet, d. h. sie haben keine klar erkennbare Ursache, auch wenn genetische Faktoren oder Wachstumsungleichgewichte eine Rolle spielen können. Andere Formen der Skoliose können angeboren sein, was auf von Geburt an vorhandene Wirbelfehlbildungen zurückzuführen ist, oder neuromuskulär, was auf Erkrankungen zurückzuführen ist, die die Muskeln und Nerven betreffen, wie z. B. Zerebralparese.

Der Schweregrad einer Skoliose variiert stark je nach Krümmungswinkel und der Entwicklung der Deformierung im Laufe der Zeit. Eine leichte Skoliose verursacht möglicherweise nie größere funktionelle Probleme, während eine stärkere Krümmung zu muskulären Ungleichgewichten, chronischen Rückenschmerzen, einer sichtbaren Asymmetrie der Schultern und Hüften und in extremen Fällen zu einer verminderten Lungenkapazität aufgrund der Kompression des Brustkorbs führen kann. Schwerere Skoliosen können auch das Rückenmark beeinträchtigen, was zu neurologischen Störungen führt.

Die **Behandlung der Skoliose** hängt in erster Linie vom Schweregrad der Krümmung und vom Alter des Patienten ab. Bei einer leichten Skoliose ist eine regelmäßige Nachsorge in der Regel ausreichend. Die Ärzte überwachen die Entwicklung der Krümmung mithilfe regelmäßiger klinischer und radiologischer Untersuchungen, insbesondere während der Wachstumsphase, um sicherzustellen, dass sich die Skoliose nicht verschlimmert. Bei mäßiger Skoliose im Wachstumsstadium wird häufig das **Tragen eines orthopädischen Korsetts** empfohlen. Diese maßgefertigte Vorrichtung hält die Wirbelsäule in einer aufrechteren Position, wodurch das Fortschreiten der Krümmung verringert wird und das Kind gleichzeitig Bewegungsfreiheit erhält. Obwohl das Korsett die Skoliose nicht vollständig korrigiert, kann es ihre Verschlimmerung eindämmen und eine Operation hinauszögern oder sogar vermeiden.

Bei schweren Skoliosen oder solchen, die sich trotz des Tragens eines Korsetts weiter verschlechtern, kann eine Operation erforderlich sein. **Die Wirbelarthrodese** oder Wirbelfusion ist das am häufigsten durchgeführte chirurgische Verfahren zur Korrektur schwerer Deformitäten. Dabei werden die Wirbel ausgerichtet und mit Metallstäben, Schrauben und Haken fixiert. Gleichzeitig werden die Wirbel miteinander verschmolzen, um eine weitere Bewegung zu verhindern und die Wirbelsäule zu stabilisieren. Dieser Eingriff ist komplex, aber er korrigiert einen Großteil der Krümmung und beugt langfristigen Komplikationen vor. Nach der Operation muss der Patient ein intensives Rehabilitationsprogramm absolvieren, um die Muskeln der Wirbelsäule zu stärken und eine optimale Beweglichkeit wiederzuerlangen.

Neben der Skoliose können auch andere Wirbelverformungen auftreten, insbesondere die **Kyphose** und die **Lordose**. **Kyphose** bezeichnet eine übermäßige Krümmung der Wirbelsäule nach vorne, die zu einer gebeugten Haltung führt. Sie wird häufig durch länger andauernde Fehlhaltungen verursacht, kann aber auch die Folge degenerativer Erkrankungen wie Osteoporose sein, die die Knochen schwächt und zu Wirbelbrüchen führt. Die **Scheuermann-Kyphose**, eine schwerere Form, tritt vor allem bei Jugendlichen auf und führt zu einer starken Verformung der Brustwirbelsäule. Diese Erkrankung führt häufig zu Rückenschmerzen und eingeschränkter Mobilität.

Die Behandlung der Kyphose hängt von ihrer Ursache und ihrem Schweregrad ab. Bei leichten Formen können Haltungsübungen und Krankengymnastik ausreichen, um die Rückenmuskulatur zu stärken und die Wirbelausrichtung zu verbessern. Wie bei der Skoliose kann jungen Menschen im Wachstum das Tragen eines Korsetts vorgeschlagen werden, um einer Verschlimmerung der Krümmung vorzubeugen. Bei stärkeren Kyphosen hingegen kann ein chirurgischer Eingriff erforderlich sein, insbesondere wenn sie mit chronischen Schmerzen oder Atembeschwerden einhergehen.

Die **Lordose** hingegen bezeichnet eine stärkere Betonung der Krümmung im Lendenbereich. Während eine gewisse Vorwärtskrümmung im Lendenbereich normal und für das Gleichgewicht des Körpers notwendig ist, kann eine zu starke Lordose zu Rückenschmerzen, einer schlechten Körperhaltung und in einigen Fällen zu neurologischen Störungen aufgrund der Kompression der Spinalnerven führen. Die Ursachen für eine Lordose sind vielfältig und können angeborene Faktoren, Fettleibigkeit oder neuromuskuläre Erkrankungen umfassen. Die Behandlung beruht wie bei anderen Wirbelsäulendeformitäten auf Rehabilitationsübungen, dem Tragen eines Korsetts und in schweren Fällen auf einer Operation.

Die **Überwachung von Wirbelsäulenverkrümmungen** ist entscheidend, um eine angemessene Behandlung während des gesamten Krankheitsverlaufs zu gewährleisten. Bei moderaten Formen ermöglicht eine regelmäßige klinische Nachsorge mit Röntgenaufnahmen, das Fortschreiten der Krümmung zu überwachen und die Behandlung entsprechend den Bedürfnissen des Patienten anzupassen. Die Einbeziehung eines multidisziplinären Teams, das aus Ärzten, Orthopäden, Physiotherapeuten und manchmal auch Chirurgen besteht, ist entscheidend, um eine umfassende Behandlung zu bieten. Patienten, insbesondere junge Menschen, erhalten auch psychologische Unterstützung, da diese Erkrankungen das Körperbild und das Selbstwertgefühl beeinträchtigen können, vor allem in Fällen, in denen ein Korsett oder ein chirurgischer Eingriff erforderlich ist.

- **Knochen- und Gelenkinfektionen**: Diagnose und postoperative Versorgung

Knochen- und Gelenkinfektionen, die auch als **Osteitis**, **Osteomyelitis** und **septische Arthritis** bezeichnet werden, sind schwerwiegende Erkrankungen, die die Gesundheit und Mobilität der Patienten erheblich beeinträchtigen können. Diese Infektionen entstehen, wenn Bakterien, Pilze oder andere Krankheitserreger in den Knochen oder das Gelenk eindringen und dort eine Entzündung, Gewebezerstörung und starke Schmerzen verursachen. Diese Infektionen können das Ergebnis einer offenen Wunde, eines Knochenbruchs, einer Operation oder einer hämatogenen (d. h. über den Blutkreislauf erfolgenden) Verbreitung sein. Eine frühzeitige **Diagnose** und eine sorgfältige **postoperative Behandlung** sind entscheidend, um langfristige Komplikationen wie den Verlust der Gelenk- oder Knochenfunktion und die Ausbreitung der Infektion auf andere Teile des Körpers zu vermeiden.

Osteomyelitis ist eine Infektion, die den Knochen selbst betrifft. Sie kann **akut** sein, sich also schnell innerhalb weniger Tage entwickeln, oder **chronisch**, über einen längeren Zeitraum mit wiederkehrenden Episoden anhaltend. Die Osteomyelitis kann jeden Knochen betreffen, aber lange Knochen wie der Oberschenkelknochen, das Schienbein oder die Knochen der Wirbelsäule sind häufiger betroffen. Diese Infektion tritt in der Regel nach einem offenen Bruch, einer Operation mit Einsetzen von Material (wie Stiften, Platten oder Nägeln) oder aufgrund der Ausbreitung einer Infektion von einer anderen Stelle im Körper, wie einer Haut- oder Lungeninfektion, auf. Bei chronischen Formen kann die Infektion Abszesse im Knochen bilden, was die Behandlung noch komplizierter macht.

Die **septische Arthritis** ist eine Gelenkinfektion, die durch eine Verletzung, einen chirurgischen Eingriff oder die Ausbreitung einer Infektion von einer anderen Stelle aus entstehen kann. Sie ist durch starke Schmerzen, Schwellungen des Gelenks, Fieber und eine eingeschränkte Beweglichkeit gekennzeichnet. Am häufigsten betroffen sind in der Regel die großen Gelenke wie Knie, Hüfte oder Schultern. Diese Infektion ist besonders gefährlich, da sie den Gelenkknorpel schnell zerstören und zu einer dauerhaften Schädigung des Gelenks führen kann, wodurch die Mobilität des Patienten irreversibel eingeschränkt wird.

Die **Diagnose** von Knochen- und Gelenkinfektionen beruht auf einer Reihe von klinischen und paraklinischen Untersuchungen. Zu den klassischen Symptomen gehören lokale Schmerzen, Rötung, Schwellung und manchmal auch Fieber. Bei einer Infektion nach einem chirurgischen Eingriff sollten Anzeichen wie eitriger Ausfluss aus der Narbe oder eine plötzliche Schmerzzunahme das Pflegepersonal sofort alarmieren. Bluttests wie die Messung der Erythrozytensedimentationsrate (ESR) und des C-reaktiven Proteins (CRP) können auf eine systemische Entzündung hinweisen, sind aber nicht spezifisch. Blutkulturen und Proben von der infizierten Stelle helfen bei der Identifizierung des verursachenden Erregers.

Auch bildgebende Verfahren spielen bei der Diagnose eine Schlüsselrolle. Röntgenaufnahmen können Anzeichen einer Knocheninfektion zeigen, z. B. Bereiche mit Knochenzerstörung, aber diese Anzeichen treten in der Regel erst spät auf. **MRT** und Knochenszintigraphie sind empfindlicher und können die Infektion in einem früheren Stadium erkennen. In manchen Fällen kann eine Knochenbiopsie oder eine Gelenkpunktion erforderlich sein, um eine Probe zu entnehmen und das Vorliegen einer Infektion zu bestätigen sowie den verursachenden Keim zu identifizieren, damit die Antibiotikabehandlung gesteuert werden kann.

Die **Behandlung** von Knochen- und Gelenkinfektionen beruht hauptsächlich auf der Verabreichung spezifischer Antibiotika, die auf den isolierten Krankheitserreger abgestimmt sind. Bei **Osteomyelitis** ist häufig eine mehrwöchige intravenöse Antibiotikabehandlung mit anschließender oraler Überbrückung erforderlich. Parallel dazu kann ein chirurgischer Eingriff angezeigt sein, um Abszesse zu drainieren, infiziertes oder nekrotisches Gewebe zu entfernen und manchmal auch Fixierungsmaterial (wie Platten oder Stifte) zu entfernen, das die Infektion verursachen könnte. Bei einer **septischen Arthritis** ist neben der Antibiotikabehandlung häufig eine Gelenkspülung erforderlich, um Eiter und infektiöse Trümmer zu entfernen.

Eine der größten Herausforderungen bei der Behandlung von Knochen- und Gelenkinfektionen ist die Bildung von Biofilm um implantiertes chirurgisches Material. Der Biofilm ist eine schützende Matrix, die von Bakterien geschaffen wird und sie gegen Antibiotika resistent macht. Wenn sich ein solcher Biofilm um Prothesen oder Implantate bildet, muss das infizierte Material häufig entfernt werden, um eine vollständige Heilung zu ermöglichen. Dies kann einen weiteren chirurgischen Eingriff erforderlich machen, um das infizierte Material zu ersetzen, sobald die Infektion unter Kontrolle ist.

Die **Pflege nach der Operation** ist entscheidend, um die Heilung zu gewährleisten und Rückfälle zu verhindern. Nach einer Operation wegen einer Knochen- oder Gelenkinfektion muss der Patient genau überwacht werden, mit regelmäßigen klinischen Untersuchungen und Blutbildern, um sicherzustellen, dass die Infektion unter Kontrolle ist. Während der Heilungsphase ist häufig eine Ruhigstellung des betroffenen Gelenks oder der betroffenen Gliedmaße erforderlich, um die Schmerzen zu reduzieren und eine Störung der Knochen- oder Gelenkreparatur zu vermeiden. Eine sorgfältige Wundpflege ist ebenfalls entscheidend, um eine erneute Infektion der Operationsstelle zu verhindern.

Die Nachsorge der Patienten ist langfristig von entscheidender Bedeutung. Auch nach der scheinbaren Heilung einer Infektion kann es zu Rückfällen kommen, insbesondere wenn Risikofaktoren wie Diabetes, Niereninsuffizienz oder eine zugrunde liegende Immunsuppression vorliegen. Daher ist es wichtig, eine regelmäßige Nachsorge mit Biotests und medizinischer Bildgebung zu organisieren, um sicherzustellen, dass die Infektion endgültig ausgerottet ist.

Kapitel 3

Pflegetechniken in der Orthopädie

- **Passive und aktive Mobilisationen**: Vorbeugung von Dekubitus und Muskelverlust

Passive und aktive Mobilisationen sind wichtige Techniken in der Orthopädie, insbesondere bei der Behandlung von Patienten, die nach einem chirurgischen Eingriff oder einem Trauma immobilisiert sind. Diese Techniken spielen eine Schlüsselrolle bei der Vermeidung von Komplikationen, die mit einer längeren Immobilisierung verbunden sind, insbesondere der Bildung von Druckgeschwüren und dem Muskelverlust. Die Mobilisierung, ob vom Patienten selbst durchgeführt (aktiv) oder von einer Pflegekraft unterstützt (passiv), hält die Blutzirkulation aufrecht, erhält die Gelenkbeweglichkeit und verhindert die schädlichen Auswirkungen der Inaktivität auf den Körper.

Immobilisation, sei es vorübergehend nach einem Knochenbruch oder einer orthopädischen Operation oder über einen längeren Zeitraum bei bettlägerigen Patienten, führt schnell zu pathophysiologischen Veränderungen. **Dekubitus** oder Druckgeschwüre treten häufig in solchen Kontexten mit längerer Immobilisierung auf. Sie entstehen, wenn die Haut und das darunter liegende Gewebe über längere Zeiträume gegen eine harte Oberfläche gepresst werden, wodurch die Durchblutung eingeschränkt wird und eine lokale Ischämie entsteht. Am häufigsten betroffen sind Bereiche, in denen die Knochen nahe an der Oberfläche liegen, wie Fersen, Hüften, Kreuzbein oder Schulterblätter. Der anhaltende Druck in Verbindung mit einer eingeschränkten Beweglichkeit beeinträchtigt die Sauerstoff- und Nährstoffversorgung des Gewebes, was zu dessen Nekrose führt.

Passive Mobilisationen bestehen aus Bewegungen, die von der Pflegekraft ausgeführt werden, ohne dass der Patient aktiv daran teilnimmt. Sie sind besonders nützlich bei Patienten, die sich nicht selbst bewegen können, z. B. nach einer Operation oder bei neurologischen Erkrankungen. Indem die Pflegekraft die Gliedmaßen des Patienten sanft in verschiedene Richtungen bewegt, regt sie die Blutzirkulation in den Gliedmaßen an, hält die Gelenke geschmeidig und beugt Steifheit vor. Diese Mobilisierungen tragen auch dazu bei, der Entstehung von

Druckgeschwüren vorzubeugen, indem sie den Druck auf die gefährdeten Körperstellen verringern. Obwohl die passive Mobilisierung die Muskeln nicht direkt beansprucht, hilft sie, deren Atrophie zu begrenzen, indem sie einen gewissen Bewegungsspielraum in den Gelenken aufrechterhält. Dies ist entscheidend, um den Patienten auf die aktive Rehabilitationsphase vorzubereiten, sobald er die Kontrolle über seine Bewegungen wiedererlangen kann.

Bei der **aktiven Mobilisierung** führt der Patient die Bewegungen selbst aus, je nach seinen Fähigkeiten. Sie werden empfohlen, sobald der Zustand des Patienten es zulässt, da sie nicht nur die Beweglichkeit der Gelenke erhalten, sondern auch die Muskeln direkt stimulieren. Wenn ein Muskel über einen längeren Zeitraum inaktiv ist, beginnt er schnell an Masse und Kraft zu verlieren, ein Phänomen, das als **Muskelatrophie** bekannt ist. Muskelschwund ist bei orthopädischen Patienten besonders problematisch, da er die funktionelle Erholung verlangsamt und die Rehabilitationszeit verlängert. Aktive Mobilisationen helfen, diesen Prozess zu verhindern, indem sie die Muskelaktivität auch bei geringer Intensität aufrechterhalten.

Eines der Hauptziele der aktiven Mobilisierung ist die **allmähliche Wiederherstellung der Muskelkraft** bei gleichzeitiger Aufrechterhaltung der Gelenkflexibilität. Beispielsweise ist es nach einer Knieoperation von entscheidender Bedeutung, dass der Patient so früh wie möglich damit beginnt, das Gelenk gemäß den ärztlichen Empfehlungen zu bewegen, um zu verhindern, dass es steif wird. Anfangs können diese Bewegungen leicht sein und von einem Physiotherapeuten beaufsichtigt werden, sie sollten jedoch im Laufe der Genesung des Patienten in ihrer Intensität gesteigert werden. Neben der Verhinderung des Muskelabbaus wird durch aktive Mobilisierung auch die Blutzirkulation verbessert, was die Heilung des Gewebes fördert und Druckgeschwüren vorbeugt.

Die **Vermeidung von Druckgeschwüren** und Muskelverlust durch Mobilisierung beruht auf mehreren Prinzipien. Erstens ist es von entscheidender Bedeutung, die Position des immobilisierten Patienten häufig zu ändern, unabhängig davon, ob er in der Lage ist, sich aktiv zu mobilisieren oder nicht. Durch diese regelmäßige Neupositionierung kann der anhaltende Druck auf bestimmte Körperbereiche reduziert werden, wodurch das Risiko der Entstehung von Druckgeschwüren verringert wird. Ergänzend dazu hilft die passive Mobilisierung dabei, den Druck gleichmäßiger auf die verschiedenen Körperteile zu verteilen. Zweitens wird durch die frühzeitige Aktivierung von Muskeln und Gelenken die Blutzirkulation aufrechterhalten, wodurch die mit der Immobilisierung verbundenen Komplikationen verringert werden. Selbst leichte Muskelkontraktionen regen den venösen Rückfluss an und verbessern die Sauerstoffversorgung des Gewebes, was für die Vorbeugung von Hautverletzungen von entscheidender Bedeutung ist.

Die Durchführung der Mobilisierung, ob passiv oder aktiv, sollte schrittweise erfolgen und den Fähigkeiten des Patienten angepasst werden. Ziel ist es, übermäßige Schmerzen oder zusätzliche Verletzungen zu vermeiden, insbesondere im Bereich der operierten oder gebrochenen Stellen. In manchen Fällen können mechanische Vorrichtungen wie **Schienen zur kontinuierlichen passiven Mobilisierung (CPM)** nach bestimmten Operationen, insbesondere im Bereich des Knies, verwendet werden, um regelmäßige passive Mobilisierungen durchzuführen, ohne den Patienten zu belasten.

- **Schmerzmanagement in der Orthopädie**: Medikamente, nicht-pharmakologische Techniken und die Rolle des Zuhörens

Die **Schmerzbehandlung** in der Orthopädie ist ein grundlegender Aspekt der Pflege, da Patienten mit Knochen- und Gelenkerkrankungen oder Verletzungen des Muskel-Skelett-Systems häufig mit starken und anhaltenden Schmerzen konfrontiert sind. Ob es sich um akute Schmerzen nach einer

Operation oder einem Knochenbruch oder um chronische Schmerzen aufgrund degenerativer Erkrankungen wie Arthrose handelt, eine geeignete Behandlungsstrategie ist von entscheidender Bedeutung, um die Lebensqualität der Patienten zu verbessern und ihre Genesung zu fördern. Die Schmerzbehandlung in der Orthopädie beruht auf einer Kombination aus **Medikamenten, nicht-pharmakologischen Techniken** und vor allem auf der **Rolle des aktiven Zuhörens** des Patienten, wodurch die Art des Schmerzes besser verstanden und die Behandlung individuell angepasst werden kann.

Der erste Ansatz bei der Behandlung von Schmerzen ist häufig pharmakologisch. Vor allem in den akuten Phasen des Schmerzes, wie nach einer Operation oder einer traumatischen Verletzung, sind **Medikamente** eine unverzichtbare Option. Analgetika werden je nach Intensität und Wirkungsweise in verschiedene Kategorien eingeteilt. **Schmerzmittel der Stufe 1**, wie Paracetamol und nichtsteroidale Antirheumatika (NSAR), werden häufig bei leichten bis mäßigen Schmerzen verschrieben. Insbesondere Paracetamol wird aufgrund seiner Wirksamkeit und seines geringen Nebenwirkungsprofils häufig verwendet, wenn es in angemessener Dosierung verabreicht wird. NSAR hingegen sind sehr wirksam bei der Linderung von Entzündungsschmerzen, die in der Orthopädie häufig vorkommen, doch bei längerer Anwendung können unerwünschte Nebenwirkungen auftreten, insbesondere im Magen-Darm- und Nierenbereich.

Bei stärkeren Schmerzen, insbesondere nach Operationen oder im Zusammenhang mit komplizierten Knochenbrüchen, können **Schmerzmittel der Stufe 2** wie Tramadol oder Codein eingesetzt werden. Diese schwachen Opioide wirken direkt auf das zentrale Nervensystem und modulieren die Schmerzwahrnehmung. Ihre Anwendung erfordert jedoch aufgrund des Risikos von Nebenwirkungen wie Schläfrigkeit, Übelkeit oder Verstopfung eine engmaschige Überwachung. Bei sehr starken Schmerzen, z. B. nach schweren chirurgischen Eingriffen (z. B. Hüft- oder Kniegelenkersatz), können **Schmerzmittel der Stufe 3** wie Morphin und seine Derivate verschrieben werden. Diese starken

Opioide sind äußerst wirksam bei der Schmerzlinderung, müssen aber aufgrund ihrer potenziellen Auswirkungen auf die Atmung und des Risikos einer Abhängigkeit unter strenger ärztlicher Aufsicht verabreicht werden.

Neben Medikamenten spielen nicht-pharmakologische Techniken eine entscheidende Rolle bei der Schmerzbehandlung in der Orthopädie, insbesondere bei einem langfristigen Ansatz oder wenn der Einsatz von Medikamenten eingeschränkt werden muss. Eine der am häufigsten angewandten Techniken ist die **Physiotherapie**, die Rehabilitationsübungen, Massagen und manchmal auch elektrische Stimulationsgeräte (TENS - Transcutaneous Electrical Nerve Stimulation) kombiniert, um zur Schmerzlinderung und zur Wiederherstellung der Mobilität beizutragen. Diese Techniken sind besonders wirksam bei der Behandlung von chronischen Schmerzen, z. B. im Zusammenhang mit Osteoarthritis oder bei der Rehabilitation nach Operationen. Durch die Stimulierung der Muskeln und die Verbesserung der Blutzirkulation trägt die Physiotherapie zur Schmerzlinderung bei und fördert gleichzeitig den Heilungsprozess.

Auch **Entspannungs-** und Stressbewältigungstechniken wie **kontrolliertes Atmen**, **Meditation** und **Sophrologie** können sehr hilfreich sein. Denn Schmerzen sind nicht nur eine körperliche, sondern auch eine emotionale Erfahrung. Stress, Angst und Müdigkeit verschlimmern häufig die Schmerzwahrnehmung. Entspannungstechniken helfen dem Patienten, mit diesen negativen Emotionen besser umzugehen, indem sie eine bessere Kontrolle über den Schmerz fördern. Auch Ansätze wie Achtsamkeit (**Mindfulness**) oder Hypnose können in Betracht gezogen werden, um dabei zu helfen, die Aufmerksamkeit des Patienten vom Schmerz abzulenken und ihn zu ermutigen, eine positivere Einstellung gegenüber seinem Heilungsprozess einzunehmen.

Kryotherapie (Kälteanwendung) und **Thermotherapie** (Wärmeanwendung) sind zwei weitere einfache und wirksame

Methoden zur nicht-pharmakologischen Schmerzbehandlung in der Orthopädie. Die Kryotherapie ist besonders nützlich, um Entzündungen und Ödeme nach Verletzungen oder Operationen zu reduzieren, während die Wärmetherapie chronische Muskel- und Gelenkschmerzen lindern kann, indem sie das Gewebe entspannt und die Blutzirkulation verbessert.

Die Schmerzbehandlung beruht jedoch nicht nur auf technischen Interventionen. Die **Rolle des Zuhörens** ist für die Beziehung zwischen Patient und Pflegekraft von grundlegender Bedeutung, insbesondere in der Orthopädie, wo die Schmerzen vielfältig sein können und schwer objektiv zu bewerten sind. Jeder Patient erlebt Schmerzen anders, abhängig von seiner Toleranzschwelle, seinem psychologischen Zustand und seinen bisherigen Erfahrungen. Durch aktives Zuhören können wertvolle Informationen über die Intensität, den Ort und die Art des Schmerzes, aber auch über seine emotionalen und funktionellen Auswirkungen gesammelt werden. Wenn sich die Pflegekraft die Zeit nimmt, dem Patienten zuzuhören, ist sie in der Lage, die Behandlung an die spezifischen Bedürfnisse der Person anzupassen und Lösungen vorzuschlagen, die auf die Situation des Patienten zugeschnitten sind.

Zuhören hilft auch, ein Vertrauensverhältnis zwischen Behandler und Patient aufzubauen, das für eine optimale Schmerzbehandlung von entscheidender Bedeutung ist. Ein Patient, der sich gehört und verstanden fühlt, hält sich eher an die ärztlichen Empfehlungen, beteiligt sich aktiv an seinem Heilungsprozess und toleriert die unvermeidlichen Schmerzen, die mit der Rehabilitation verbunden sind, besser. Außerdem bietet das Zuhören dem Patienten einen Raum, in dem er seine Ängste, Zweifel und Frustrationen ausdrücken kann, die die Schmerzwahrnehmung verschlechtern können. Indem die Pflegekraft diese psychologischen Aspekte anerkennt, kann sie den Patienten beruhigen, seine Angst verringern und so indirekt zu einer Schmerzreduktion beitragen.

- **Chirurgische Wundversorgung**: Hygiene, Infektionsprävention und Narbenüberwachung

Die **chirurgische Wundpflege** spielt eine entscheidende Rolle im postoperativen Heilungsprozess, insbesondere in der Orthopädie, wo die Eingriffe oft invasiv sind und tiefe Einschnitte beinhalten. Eine sorgfältige Wundpflege ist entscheidend, um Infektionen vorzubeugen, eine optimale Wundheilung zu fördern und die Narbenentwicklung zu überwachen, um Komplikationen frühzeitig zu erkennen. Das chirurgische Wundmanagement in der Orthopädie beschränkt sich nicht nur auf die visuelle Überwachung, sondern umfasst eine Reihe strenger **Hygienepraktiken**, **Infektionsprävention** und **Narbenüberwachung**, die eine schnelle und komplikationslose Genesung gewährleisten sollen.

Die Bedeutung der **Hygiene** bei der Pflege von Operationswunden ist von den ersten Augenblicken nach der Operation an von größter Wichtigkeit. Nach einer Operation ist die Haut, die erste natürliche Barriere gegen Infektionen, aufgebrochen, wodurch das darunter liegende Gewebe, manchmal bis hin zu Knochen und Muskeln, einem Infektionsrisiko ausgesetzt ist. Daher ist es unerlässlich, eine saubere und keimfreie Umgebung um die Wunde herum aufrechtzuerhalten. Unmittelbar nach dem Eingriff sollte das Pflegepersonal sterile Verbände auf den operierten Bereich aufbringen, um ihn vor Keimen zu schützen. Diese Verbände sind häufig wasserdicht, um eine Kontamination von außen, z. B. durch Wasser oder andere Umwelteinflüsse, zu verhindern.

Der **Verbandwechsel** muss nach einem strengen Protokoll und unter Einhaltung der aseptischen Regeln durchgeführt werden, um das Eindringen von Mikroorganismen zu verhindern. Jeder Verbandwechsel ist eine Gelegenheit, den Zustand der Wunde zu beurteilen: das Aussehen der Haut, ob die Wunde nässt, die Farbe der Wunde und mögliche Anzeichen für eine schlechte Wundheilung oder eine Infektion. Bei starkem Nässen oder eitriger Flüssigkeit muss sofort das medizinische Team alarmiert werden, um den Ernst der Lage zu beurteilen. Die chirurgische

Wundversorgung erfordert daher eine einwandfreie Hygiene: systematisches Händewaschen vor und nach jedem Kontakt mit der Wunde, Verwendung steriler Handschuhe und sauberer Materialien sowie regelmäßige Desinfektion der umliegenden Bereiche mit milden Antiseptika wie Chlorhexidin, um Hautirritationen zu vermeiden.

Die **Vermeidung von Infektionen** ist ein wichtiges Anliegen, insbesondere in der Orthopädie, wo postoperative Infektionen schwerwiegende Folgen haben können, z. B. Osteomyelitis (Knocheninfektion) oder eine Infektion des implantierten Materials (Prothesen oder Platten). Die Überwachung auf Anzeichen einer Infektion beginnt bereits in den ersten Stunden nach der Operation. Zu den Symptomen einer Infektion gehören eine starke Rötung um die Wunde herum, Überwärmung, Schwellung, ungewöhnliche Schmerzen, das Auftreten eines abnormalen oder eitrigen Ausflusses und Fieber. Wenn diese Anzeichen auftreten, ist es entscheidend, schnell zu handeln, um eine Ausbreitung der Infektion zu verhindern.

Neben der lokalen Pflege sind häufig auch systemische Maßnahmen erforderlich, um Infektionen zu verhindern. Prophylaktische Antibiotika werden häufig nach chirurgischen Eingriffen verschrieben, um das Risiko einer bakteriellen Infektion zu verringern, insbesondere in Fällen, in denen orthopädisches Material implantiert wurde, wie Hüftprothesen oder Knochenfixierungsplatten. Die Wirksamkeit von Antibiotika hängt nicht nur von ihrer rechtzeitigen Verabreichung ab, sondern auch von ihrer Dosierung und der Behandlungsdauer, die genau eingehalten werden muss.

Die **Nachsorge nach der Operation** ist ebenfalls ein entscheidender Moment, um Infektionen vorzubeugen, da manche Infektionen erst Tage oder sogar Wochen nach dem Eingriff auftreten können. Die Patienten sollten darin geschult werden, die Anzeichen einer Infektion zu erkennen, ihre Verbände selbst steril zu wechseln, wenn sie zu Hause sind, und die Pflegeanweisungen zu befolgen, um die Wunde sauber und geschützt zu halten.

Außerdem wird häufig empfohlen, den Kontakt der Wunde mit stehendem Wasser (Bäder, Schwimmbäder) zu vermeiden, solange die Wunde noch nicht vollständig verheilt ist.

Die **Überwachung der Narben** ist ein wesentlicher Bestandteil der postoperativen Pflege, denn eine normale **Narbenbildung** zeugt von einer günstigen Entwicklung der Wunde. Die Narbe durchläuft mehrere Phasen: Unmittelbar nach dem Eingriff ist sie in der Regel rot und leicht geschwollen und sieht frisch und zerbrechlich aus. Im Laufe der Wochen wird sie fester und ihre Farbe beginnt zu verblassen. Manche Narben können sich jedoch krankhaft entwickeln, z. B. hypertroph oder keloid werden, d. h. sie wachsen übermäßig und bilden Wülste aus Narbengewebe. Diese Narben können nicht nur ein ästhetisches Problem darstellen, sondern auch schmerzhaft sein oder die Bewegung behindern, insbesondere wenn sie sich in der Nähe eines Gelenks befinden.

Durch regelmäßige Überwachung können diese Narbenanomalien frühzeitig erkannt werden, und es können Behandlungen durchgeführt werden, um die Qualität der Wundheilung zu verbessern. Die Verwendung von Wundheilungscremes, Silikongelen oder Kompressionsverbänden kann helfen, hypertrophe Narben zu reduzieren. In manchen Fällen können Kortikoidinjektionen in Betracht gezogen werden, um die übermäßige Entzündung zu begrenzen und eine harmonischere Wundheilung zu ermöglichen.

Neben dem ästhetischen Aspekt ist die Qualität der Wundheilung auch ein Indikator für die Stärke des Verschlusses des tieferen Gewebes. Eine schlechte Wundheilung kann die Wunde für Infektionen offen halten oder zu Komplikationen wie **Dehiszenzen** (spontane Wundöffnungen) führen, die manchmal einen weiteren chirurgischen Eingriff erfordern, um den Bereich richtig zu verschließen.

- **Anwendung und Überwachung von orthopädischen Hilfsmitteln**: Gipsverbände, Schienen, Orthesen und Traktionen

Die **Anwendung und Überwachung von orthopädischen Hilfsmitteln** ist ein zentraler Bestandteil des Heilungsprozesses bei Knochenbrüchen, Verstauchungen und anderen Verletzungen des Bewegungsapparats. **Gipsverbände**, **Schienen**, **Orthesen** und **Traktionen spielen** eine entscheidende Rolle bei der Ruhigstellung, Stabilisierung und Rehabilitation von verletzten Knochen und Gelenken. Diese Hilfsmittel sollen die korrekte Ausrichtung der Knochen- und Gelenkstrukturen aufrechterhalten und gleichzeitig eine optimale Heilung ermöglichen. Ihre Wirksamkeit hängt jedoch nicht nur von der korrekten Anwendung ab, sondern auch von einer sorgfältigen Überwachung, um möglichen Komplikationen wie Druckgeschwüren, Infektionen oder Durchblutungsstörungen vorzubeugen.

Der **Gips** ist zweifellos eines der am häufigsten verwendeten Hilfsmittel in der Orthopädie. Seine Hauptfunktion besteht darin, einen gebrochenen Knochen oder ein verletztes Gelenk ruhig zu stellen, um die Heilung zu ermöglichen, indem er unerwünschte Bewegungen einschränkt. Beim Anlegen des Gipsverbands ist es entscheidend, darauf zu achten, dass er gut sitzt und nicht zu fest ist, damit das darunter liegende Gewebe nicht gequetscht wird und somit Durchblutungskomplikationen vermieden werden. Der Knochen oder das Gelenk muss in der richtigen Position gehalten werden, um die Konsolidierung zu fördern, und jeder Fehler in dieser Ausrichtung könnte zu schlechter Heilung oder Deformierungen führen. Der Gips muss außerdem ausreichend Halt bieten, vor allem bei komplexen Brüchen, bei denen die Stabilität entscheidend ist, um eine Verschlimmerung der Verletzung zu verhindern.

Sobald der Gips angelegt ist, ist die **Überwachung von** größter Bedeutung, vor allem in den ersten Tagen nach dem Anlegen. Die wichtigste Komplikation, auf die Sie achten müssen, ist das Kompartmentsyndrom, ein ernsthafter Zustand, bei dem der

53

Druck im Gips Muskeln und Nerven zusammendrückt, was zu starken Schmerzen, Taubheitsgefühlen und schließlich zu irreversiblen Schäden führt. Um dies zu verhindern, müssen die Betreuer regelmäßig überprüfen, ob der Gips übermäßige Schmerzen, Schwellungen oder Gefühlsverlust verursacht. Die Extremitäten der ruhiggestellten Gliedmaße, wie Finger oder Zehen, sollten kontrolliert werden, um sicherzustellen, dass sie farbig, warm und beweglich bleiben, was auf eine gute Durchblutung hinweist. Wenn Anzeichen von Taubheit, Kälte oder Zyanose auftreten, kann dies auf eine übermäßige Kompression hindeuten und erfordert ein sofortiges Eingreifen.

Schienen sind flexiblere Vorrichtungen als Gipsverbände und werden häufig in Situationen verwendet, in denen eine vorübergehende oder teilweise Ruhigstellung erforderlich ist. Im Gegensatz zu Gipsverbänden, die die Gliedmaße vollständig umschließen, sind Schienen oft abnehmbar, was eine gewisse Bewegungsfreiheit ermöglicht, z. B. zur Erleichterung der Hygiene oder der Rehabilitation. Sie werden häufig bei Verstauchungen, kleineren Frakturen oder Weichteilverletzungen verwendet. Wie beim Gips ist die richtige Anwendung der Schiene entscheidend: Sie muss ausreichend Halt bieten, um den verletzten Bereich ruhig zu stellen, und gleichzeitig übermäßigen Druck vermeiden. Die **Überwachung** ist ebenfalls wichtig, da schlecht sitzende Schienen verrutschen können, was zu einer unzureichenden Ruhigstellung führt, oder umgekehrt zu eng anliegen können, was zu Hautreizungen oder Durchblutungsstörungen führt.

Orthesen hingegen sind Hilfsmittel, die ein Gelenk oder eine Gliedmaße stützen, stabilisieren oder korrigieren und dabei ein gewisses Maß an kontrollierter Bewegung ermöglichen. Sie werden häufig in der Rehabilitationsphase oder bei chronischen Erkrankungen wie Arthrose oder Bänderinstabilitäten eingesetzt. Beispielsweise kann eine **Kniebandage** nach einer Operation des vorderen Kreuzbands verschrieben werden, um das Knie zu stabilisieren und dem Patienten gleichzeitig den Beginn der Rehabilitation zu ermöglichen. Orthesen können auch langfristig eingesetzt werden, um Funktionsdefizite auszugleichen, z. B. bei partieller Lähmung. Ihre korrekte Anwendung ist entscheidend, um eine angemessene Unterstützung zu gewährleisten, ohne die Gelenkfunktion zu beeinträchtigen. Darüber hinaus ist die Überwachung der Druckpunkte unter der Orthese entscheidend, da wiederholte Reibung bei besonders anfälligen Patienten zu Hautreizungen, Wunden oder sogar Dekubitus führen kann.

Traktionen schließlich sind eine komplexere Methode, die vor allem bei schweren oder verschobenen Knochenbrüchen eingesetzt wird, bei denen eine kontinuierliche Kraft angewendet wird, um die Knochen vor oder während des Heilungsprozesses neu auszurichten. Traktionen können **kutan** oder **skelettal** sein, je nachdem, wie die Kraft angewendet wird. Bei kutanen Traktionen werden Klebestreifen oder Gurte auf der Haut angebracht und mit einem Gewichtssystem verbunden, das eine konstante Zugkraft anwendet. Bei skelettalen Traktionen werden Stifte oder Schrauben direkt in den Knochen eingeführt, und die Kraft wird über diese Vorrichtungen aufgebracht. Diese Art der Traktion wird häufig bei Oberschenkel- oder Beckenfrakturen eingesetzt, bei denen eine genaue Ausrichtung entscheidend ist, um funktionelle Folgen zu vermeiden.

Die **Überwachung der** Klimmzüge ist besonders anspruchsvoll, da eine Fehlausrichtung oder Fehlfunktion des Geräts die Wirksamkeit der Behandlung gefährden kann. Die Pflegekraft sollte die Spannung der Gewichte regelmäßig überprüfen und sicherstellen, dass das System richtig ausgerichtet ist. Die Haut unter den Hautzugvorrichtungen sollte regelmäßig auf Anzeichen von Reizungen, Verletzungen oder Hautnekrosen untersucht werden. Bei skelettalen Traktionen ist die Hygiene im Bereich der Stifte oder Schrauben entscheidend, um Infektionen zu verhindern, die auf die Knochen übergreifen und zu schweren Komplikationen wie Osteomyelitis führen können. Diese Bereiche sollten regelmäßig mit antiseptischen Lösungen gereinigt werden, und alle Anzeichen von Entzündungen oder übermäßigen Schmerzen sollten sofort gemeldet werden.

- **Betreuung von Patienten nach der Operation**: Überwachung der Vitalwerte, Handhabung von Drainagen und Überwachung von Komplikationen

Die **Betreuung von Patienten nach einer Operation** ist eine entscheidende Phase im Genesungsprozess, insbesondere in der Orthopädie, wo die Operationen schwer und komplex sein können. Nach einer Operation muss der Patient engmaschig überwacht werden, um sicherzustellen, dass die Heilung normal voranschreitet, und um Komplikationen vorzubeugen und frühzeitig zu behandeln. Diese Betreuung beruht auf der Überwachung der Vitalfunktionen, dem Management der chirurgischen Drainagen und der sorgfältigen Beobachtung von Anzeichen für Komplikationen. Diese Elemente spielen eine Schlüsselrolle bei der Gewährleistung einer reibungslosen Genesung und der Minimierung der postoperativen Risiken.

Die **Überwachung der Vitalfunktionen** ist einer der ersten Schritte in der postoperativen Betreuung. Unmittelbar nach der Operation werden die Vitalwerte des Patienten intensiv überwacht, um sicherzustellen, dass der Körper den Operationsschock und die Anästhesie gut verträgt. Die wichtigsten zu überwachenden Werte sind die **Herzfrequenz**, der **Blutdruck**, die **Atemfrequenz**, die **Körpertemperatur** und die **Sauerstoffsättigung**. Eine ungewöhnlich hohe Herzfrequenz (Tachykardie) oder ein plötzlicher Abfall des Blutdrucks können auf innere Blutungen oder einen hypovolämischen Schock hinweisen. Ebenso können Fieber oder eine veränderte Atemfrequenz ein frühes Anzeichen für eine Infektion oder eine Lungenkomplikation wie eine Embolie oder Lungenentzündung sein. Diese Vitalwerte sollten daher regelmäßig gemessen werden, insbesondere in den ersten Stunden nach dem Eingriff, und jede Abweichung vom Normalwert sollte sofort gemeldet und behandelt werden.

In der Orthopädie ist die Verwaltung von **chirurgischen Drainagen** ein weiterer grundlegender Aspekt der postoperativen Nachsorge. Drainagen werden häufig in der Nähe von Operationsstellen platziert, um Flüssigkeiten, die sich ansammeln können, wie Blut oder Exsudat, abzuführen und so der Bildung von Hämatomen oder Infektionen vorzubeugen. Diese Geräte sorgen für eine saubere Umgebung um die Wunde herum und fördern so eine schnelle Heilung. Der Pfleger sollte den **Durchfluss** der Drainagen und das Aussehen der austretenden Flüssigkeit überwachen. Ein blutiger Ausfluss ist in den ersten Stunden nach der Operation normal, sollte aber allmählich abnehmen und klarer werden. Wenn der Abfluss weiterhin stark ist oder die Flüssigkeit eitrig wird, kann dies auf eine Komplikation wie eine Blutung oder eine Infektion der Operationsstelle hindeuten. In diesen Fällen muss der Chirurg schnell informiert werden, damit er die Behandlung anpassen kann, sei es durch einen erneuten Eingriff oder die Verabreichung von Antibiotika.

Die Drainagen müssen außerdem sorgfältig gehandhabt werden, um eine Kontamination zu vermeiden. Die Bereiche, in denen die Drainagen in die Haut eingeführt werden, müssen sauber gehalten und regelmäßig desinfiziert werden, um die Einschleppung von Keimen zu verhindern. Außerdem müssen die Drainagen zum richtigen Zeitpunkt entfernt werden, je nach Menge der abgeleiteten Flüssigkeit und dem Verlauf der Wunde. Wenn ein Drain zu lange liegen bleibt, kann er selbst zu einer Infektionsquelle werden. Daher ist es entscheidend, das Protokoll für das Management von Drainagen genau einzuhalten, regelmäßig zu überwachen und die Pflege von Tag zu Tag anzupassen.

Neben dem Management der Vitalwerte und der Drainagen ist die **Überwachung postoperativer Komplikationen** ein zentraler Aspekt der Behandlung. In der Orthopädie können Komplikationen Infektionen, Thrombosen, Embolien, Wunddehiszenzen oder spezifische Komplikationen im Zusammenhang mit der Implantation von Materialien wie Prothesen umfassen. Eine Infektion ist eine der gefürchtetsten Komplikationen nach orthopädischen Operationen, da sie nicht nur die oberflächliche Wunde, sondern auch den Knochen oder das implantierte Material betreffen und zu schwerwiegenden

Folgen wie Osteomyelitis führen kann. Zu den Anzeichen einer Infektion, auf die Sie achten sollten, gehören anhaltendes Fieber, zunehmende Schmerzen, eine Rötung oder Schwellung um die Wunde herum und das Auftreten von eitrigem Ausfluss. Im Falle einer Infektion ist ein schnelles Eingreifen entscheidend, um bleibende Schäden zu vermeiden und die Ausbreitung der Infektion zu verhindern.

Thromboembolische Komplikationen wie **tiefe Venenthrombose** oder **Lungenembolie** sind ebenfalls wichtige Risiken nach orthopädischen Operationen, insbesondere nach Eingriffen an den unteren Gliedmaßen. Längere Immobilität und Durchblutungsstörungen erhöhen das Risiko, dass sich in den tiefen Beinvenen Blutgerinnsel bilden, die sich lösen und in die Lunge wandern können, was zu einer potenziell tödlichen Lungenembolie führt. Um diesen Komplikationen vorzubeugen, werden häufig bereits in der frühen postoperativen Phase vorbeugende Maßnahmen ergriffen, wie die Verabreichung von Antikoagulanzien, die Verwendung von Kompressionsstrümpfen oder Geräten zur intermittierenden pneumatischen Kompression sowie die frühzeitige Mobilisierung des Patienten. Das Pflegepersonal sollte auf Anzeichen einer Thrombose achten, wie Schmerzen und Schwellung einer Gliedmaße, und auf Anzeichen einer Lungenembolie, wie plötzliche Brustschmerzen, Atembeschwerden oder einen Abfall der Sauerstoffsättigung. Wenn diese Anzeichen auftreten, ist eine Notfallbehandlung erforderlich.

Schließlich ist eine **strenge Überwachung der** Wunde unerlässlich, um sicherzustellen, dass die Wundheilung normal voranschreitet. Die Verbände müssen regelmäßig unter Beachtung der aseptischen Regeln gewechselt werden, und die Wunde muss bei jedem Wechsel inspiziert werden. Auf Anzeichen einer Wunddehiszenz, d. h. wenn sich die Wundränder wieder öffnen, sollte sorgfältig geachtet werden. Diese Komplikation kann einen weiteren chirurgischen Eingriff erforderlich machen, um die Wunde richtig zu schließen und Infektionen oder eine verzögerte Heilung zu vermeiden.

- **Vermeidung von Stürzen und Komplikationen durch Immobilisation**: Maßnahmen zur Risikobegrenzung

Die **Vermeidung von Stürzen** und immobilisationsbedingten Komplikationen ist ein wichtiges Thema bei der Behandlung von orthopädischen Patienten, insbesondere von solchen, die sich gerade einer Operation unterzogen haben oder aufgrund von Knochenbrüchen, Verstauchungen oder degenerativen Erkrankungen vorübergehend in ihrer Mobilität eingeschränkt sind. Längere Immobilität und Mobilitätsverlust erhöhen nicht nur das Sturzrisiko, sondern setzen die Patienten auch zahlreichen Komplikationen wie Muskelschwund, Druckgeschwüren, Durchblutungsstörungen und Atemproblemen aus. Daher ist es von entscheidender Bedeutung, **vorbeugende Maßnahmen zu** ergreifen, um diese Risiken zu begrenzen und eine sichere Genesung zu fördern.

Die **Vermeidung von Stürzen** hat Priorität, da orthopädische Patienten aufgrund ihres gebrechlichen Zustands häufiger stürzen, sei es in der postoperativen Phase oder während der Rehabilitation. Stürze können zu neuen Knochenbrüchen, Verstauchungen oder schweren Verletzungen führen und so den Heilungsprozess verzögern. Um dieses Risiko zu verringern, wird in einem ersten Schritt das **Risikoniveau** jedes Patienten bei der Aufnahme bewertet, wobei Faktoren wie Alter, allgemeiner Gesundheitszustand, Sturzvorgeschichte und Mobilitätsgrad berücksichtigt werden. Auf der Grundlage dieser Einschätzung kann dann ein individueller Präventionsplan erstellt werden.

Eine wesentliche Präventionsmaßnahme besteht darin, die **Umgebung**, in der sich der Patient bewegt, **sicher zu gestalten**. In Krankenhausabteilungen umfasst dies die Organisation des Raums um das Bett herum: Achten Sie darauf, dass notwendige Gegenstände wie die Türklingel, Wasser oder Fernbedienungen in Reichweite sind. Das Bett sollte auf eine angemessene Höhe eingestellt werden, damit der Patient leicht aufstehen und sich hinsetzen kann, und es können Haltegriffe angebracht werden, um das Umsetzen zu erleichtern. Die Patienten sollten außerdem mit **geeigneten**, rutschfesten **Schuhen** ausgestattet sein, die die

Rutschgefahr beim Umsetzen verringern. Wenn ein Patient ein hohes Sturzrisiko hat, können Alarmanlagen installiert werden, die das Pflegepersonal auf unvorhergesehene Bewegungen oder den Versuch, ohne Hilfe aufzustehen, aufmerksam machen.

Ein weiterer Schlüsselaspekt der Sturzprävention ist die **angeleitete Mobilisierung** des Patienten. Sobald der Gesundheitszustand des Patienten es zulässt, wird eine frühzeitige Mobilisierung unter der Aufsicht einer Pflegekraft oder eines Physiotherapeuten gefördert. Ziel ist es, die Muskelkraft und das Gleichgewicht schrittweise wiederherzustellen und gleichzeitig das Sturzrisiko durch eine sichere Begleitung zu verringern. Häufig sind Gehhilfen wie Rollatoren oder Gehstöcke erforderlich, um die ersten Schritte zu unterstützen. Diese Hilfsmittel sollten richtig eingestellt und unter professioneller Aufsicht verwendet werden, um sicherzustellen, dass der Patient sie beherrscht, bevor er sie selbstständig verwendet.

Neben dem Sturzrisiko birgt eine längere Immobilisierung weitere ernsthafte **Komplikationen**, insbesondere **Muskelschwund**. Wenn die Muskeln über einen längeren Zeitraum nicht beansprucht werden, verlieren sie an Masse und Kraft, was die Rehabilitation erschwert und die Genesungszeit verlängert. Um dieser Atrophie vorzubeugen, sollten so früh wie möglich **passive** und **aktive Mobilisierungen** durchgeführt werden. Passive Mobilisierungen, die von der Pflegekraft oder dem Physiotherapeuten durchgeführt werden, helfen, die Beweglichkeit der Gelenke zu erhalten und die Blutzirkulation anzuregen, selbst wenn der Patient sich nicht mehr selbst bewegen kann. Sobald sich der Zustand des Patienten verbessert, werden **aktive Mobilisierungen**, bei denen der Patient aktiv an den Übungen teilnimmt, eingeführt, um die Muskeln allmählich zu stärken und die motorische Funktion wiederherzustellen.

Das **Auftreten von** Dekubitus) **Druckgeschwüren**) ist eine weitere häufige Komplikation im Zusammenhang mit einer längeren Immobilisierung. Dekubitus oder Druckgeschwüre entstehen, wenn die Haut und das darunter liegende Gewebe dauerhaft zusammengedrückt werden, wodurch die Blut- und Sauerstoffzufuhr verringert wird und das Gewebe nekrotisch wird. Um Druckgeschwüren vorzubeugen, ist es von entscheidender Bedeutung, **die Position** des immobilisierten Patienten **regelmäßig**, idealerweise alle zwei Stunden, zu **ändern**, um den Druck von längeren Kontaktpunkten wie Fersen, Kreuzbein oder Ellbogen zu nehmen. **Es können** auch Anti-Dekubitus-Matratzen **und -Kissen** verwendet werden, um den Druck gleichmäßiger zu verteilen und das Risiko von Hautverletzungen zu verringern. Die Haut sollte sorgfältig auf frühe Anzeichen eines Dekubitus, wie eine anhaltende Rötung, überwacht werden, und es sollte eine angemessene Hautpflege erfolgen, um die Feuchtigkeit und Integrität der Haut zu erhalten.

Eine **längere Immobilisierung** birgt auch Risiken für den **Blutkreislauf**, insbesondere die Entwicklung von tiefen Venenthrombosen (DVT). Diese Blutgerinnsel bilden sich nach längerer Immobilisierung häufig in den Beinvenen und können zu ernsthaften Komplikationen führen, wie z. B. einer Lungenembolie, wenn sich das Gerinnsel löst und in die Lunge wandert. Um diesem Risiko vorzubeugen, werden häufig **Kompressionsstrümpfe** oder **Geräte zur intermittierenden pneumatischen Kompression** verwendet, um den venösen Rückfluss zu verbessern. Bei Patienten mit hohem Risiko kann auch die Verabreichung von Antikoagulanzien zur Blutverdünnung verordnet werden. Eine **frühzeitige Mobilisierung**, auch wenn sie sich auf einfache Fuß- oder Beinbewegungen beschränkt, trägt ebenfalls dazu bei, die Bildung von Blutgerinnseln zu verhindern, indem sie die Durchblutung anregt.

Schließlich kann die Immobilisierung zu **Komplikationen bei den Atemwegen** führen, insbesondere bei älteren Patienten oder Patienten mit Lungenerkrankungen in der Vorgeschichte. Der Bewegungsmangel verringert die Ausdehnung der Lunge und fördert die Stagnation von Sekreten, wodurch sich das Risiko von Lungeninfektionen wie Lungenentzündung erhöht. Um diesen Komplikationen vorzubeugen, werden häufig **Atemübungen** empfohlen, wie z. B. die Verwendung eines Incentive-Spirometers, das die Patienten zu tiefen Atemzügen und zur vollen Mobilisierung der Lunge ermutigt. Eine **frühzeitige Mobilisierung** und **häufige Positionswechsel** helfen ebenfalls, die Atmung zu verbessern und das Risiko von Lungenkomplikationen zu verringern.

Kapitel 4

Begleitung und Unterstützung von Patienten in der Orthopädie

- **Empfang des Patienten in der orthopädischen Abteilung**: Erste Kontaktaufnahme, Sammlung von Informationen, psychologische Vorbereitung auf den Eingriff

Der **Empfang des Patienten in der orthopädischen Abteilung** ist eine Schlüsseletappe, von der die Qualität der Behandlung und das Vertrauen des Patienten in das Behandlungsteam abhängen. Diese Anfangsphase, die für den Patienten oft von Angst und Unsicherheit geprägt ist, ist entscheidend für den Aufbau eines Vertrauensverhältnisses, die Beruhigung und die mentale Vorbereitung auf den Eingriff. Sie umfasst drei wesentliche Dimensionen: die **erste Kontaktaufnahme**, die **Sammlung medizinischer und persönlicher Informationen** und die **psychologische Vorbereitung auf den Eingriff**. Diese Schritte zielen darauf ab, dem Patienten eine umfassende und menschliche Begleitung zu bieten, die über den rein technischen Aspekt des chirurgischen Eingriffs hinausgeht.

Die **erste Kontaktaufnahme** ist grundlegend, um eine wohlwollende Beziehung zwischen dem Patienten und dem Pflegeteam aufzubauen. Bei seiner Ankunft in der orthopädischen Abteilung wird der Patient von einem Pfleger begrüßt, der sich vorstellt und ihn über den Ablauf seines Krankenhausaufenthalts informiert. Dieser erste Austausch, der für den Patienten oft mit Stress verbunden ist, bietet der Pflegekraft oder dem Krankenpfleger die Gelegenheit, die Grundlagen für ein Vertrauensverhältnis zu schaffen. Der Empfang sollte professionell und gleichzeitig herzlich sein: Es ist wichtig, die ersten Fragen des Patienten zu beantworten, ihn über das medizinische Team zu beruhigen, das ihn betreuen wird, und ihm auf klare und zugängliche Weise den Ablauf der verschiedenen Etappen seines Aufenthalts zu erklären, insbesondere im Hinblick auf seine Operation.

Die **Sammlung medizinischer Informationen** ist dann ein unumgänglicher Schritt, um eine individuelle Betreuung zu gewährleisten. Bei der Aufnahme ist es wichtig, möglichst viele Informationen über den Gesundheitszustand des Patienten, seine

Krankengeschichte, Allergien, Behandlungen und alle anderen Elemente, die für den bevorstehenden Eingriff relevant sind, zu sammeln. Das Pflegeteam muss auch die zuletzt durchgeführten Untersuchungen (Röntgenaufnahmen, MRT, Bluttests) sowie die Empfehlungen des orthopädischen Chirurgen oder des Anästhesisten überprüfen. Es geht darum, eine vollständige Akte anzulegen, die die Pflege während des gesamten Aufenthalts des Patienten in der Orthopädie leiten wird.

Diese Informationssammlung geht über den rein medizinischen Aspekt hinaus. Es ist auch von entscheidender Bedeutung, **die persönlichen und psychosozialen Aspekte** des Patienten zu **berücksichtigen**. Die familiäre Situation, das Lebensumfeld, der Grad der Selbstständigkeit und die besonderen Bedürfnisse des Patienten nach der Operation sind allesamt Elemente, die eine bessere Planung der Genesung ermöglichen. Beispielsweise kann die Frage, ob der Patient allein lebt oder familiäre Unterstützung erhält, die Entscheidungen über die postoperative Versorgung oder die Rückkehr nach Hause beeinflussen. Darüber hinaus sollte Patienten mit besonderen Schwachstellen wie älteren Menschen, Patienten mit kognitiven Störungen oder Behinderungen besondere Aufmerksamkeit geschenkt werden.

Nach dem Sammeln von Informationen ist einer der sensibelsten und wichtigsten Schritte bei der Aufnahme die **psychologische Vorbereitung auf den Eingriff**. Orthopädische Chirurgie, sei es das Einsetzen einer Prothese, die Reparatur eines Knochenbruchs oder ein komplexerer Eingriff an der Wirbelsäule, ist für Patienten oft mit Ängsten verbunden. Die Angst vor Schmerzen, Komplikationen oder der Anästhesie sowie die Sorge um die Genesung sind legitime Sorgen, die der Patient möglicherweise nicht immer spontan verbalisiert. Daher ist es wichtig, dass sich das Behandlungsteam die Zeit nimmt, mit dem Patienten zu sprechen, um seine Ängste zu verstehen und angemessen darauf zu reagieren.

Die **psychologische Vorbereitung** beginnt mit einer klaren und umfassenden Information über den bevorstehenden Eingriff.

Wenn man dem Patienten erklärt, wie die Operation ablaufen wird, welche Handgriffe durchgeführt werden, welche Phasen der Anästhesie durchlaufen werden und wie er sich nach der Operation fühlen könnte, kann man den chirurgischen Eingriff entmystifizieren und Ängste abbauen. Es ist wichtig, sicherzustellen, dass der Patient jeden Schritt verstanden hat und weiß, was ihn erwartet, insbesondere in Bezug auf die postoperativen Schmerzen und die Erholungsdauer. Diese Informationen sollten mit Einfühlungsvermögen und Geduld vermittelt werden, wobei die Sprache dem Verständnisniveau des Patienten angepasst werden sollte.

Die **Schmerzbehandlung** ist ein weiterer Punkt, der angesprochen werden muss, um den Patienten zu beruhigen. Das Behandlungsteam sollte die Maßnahmen erläutern, die nach dem Eingriff zur Schmerzkontrolle ergriffen werden, und dabei detailliert auf die verschiedenen Arten von Schmerzmitteln eingehen, die verwendet werden, sowie auf die nicht-pharmakologischen Methoden, die eingesetzt werden können, wie Kryotherapie oder Entspannungsübungen. Das Wissen, dass die Schmerzen überwacht und unter Kontrolle gehalten werden, trägt dazu bei, die Angst vor der Operation zu verringern.

Darüber hinaus ist es von entscheidender Bedeutung, den Patienten auf die **Rehabilitation** nach der Operation vorzubereiten. Orthopädische Eingriffe erfordern oft eine längere Rehabilitation, sei es zur Wiederherstellung der Gelenkbeweglichkeit, zur Stärkung der Muskeln oder zur Vermeidung von Komplikationen durch Ruhigstellung. Der Patient sollte über die Schlüsselrolle der Rehabilitation für seine Genesung aufgeklärt werden, damit er sich von Anfang an aktiv in den Prozess einbringt. Diese mentale Vorbereitung auf die Anstrengung und die Dauer der Rekonvaleszenz ist von entscheidender Bedeutung, um Demotivation oder Entmutigung nach der Operation zu vermeiden.

Ein oft unterschätzter, aber wesentlicher Aspekt ist schließlich das **aktive Zuhören**. Die Aufnahmephase ist der Moment, in dem der

Patient frei über seine Erwartungen, Sorgen oder besonderen Bedürfnisse sprechen kann. Das Pflegeteam muss eine Atmosphäre des Vertrauens schaffen, in der sich der Patient angehört und respektiert fühlt. Da jeder Patient einzigartig ist, ist es entscheidend, die Individualität seines Werdegangs, seiner Ängste und seiner Sorgen zu erkennen. Dieses aktive Zuhören ermöglicht eine individuelle Betreuung, stärkt aber auch das Gefühl von Sicherheit und Begleitung.

- **Therapeutische Bildung**: Vorbereitung des Patienten auf seine Rehabilitation und Selbstständigkeit

Die **therapeutische Bildung** nimmt bei der Behandlung von Patienten in der Orthopädie eine zentrale Stellung ein, insbesondere wenn die Rehabilitation und die Wiederherstellung der Selbstständigkeit entscheidende Schritte auf dem Weg zur Genesung sind. Ziel der therapeutischen Erziehung ist es, dem Patienten das Wissen, die Fähigkeiten und die Unterstützung zu vermitteln, die er benötigt, um zum Akteur seiner eigenen Gesundheit zu werden. Die Vorbereitung eines Patienten auf seine Rehabilitation, sei es nach einem chirurgischen Eingriff oder einer konservativen orthopädischen Behandlung, geht weit über die bloße Information hinaus. Es handelt sich um einen Begleitprozess, der darauf abzielt, das Vertrauen des Patienten in seine Fähigkeiten zu stärken, Komplikationen vorzubeugen und eine dauerhafte und unbeschwerte Rückkehr zur Selbstständigkeit zu fördern.

Einer der ersten Schritte in der therapeutischen Erziehung ist **eine klare und persönliche Information**. Es ist von entscheidender Bedeutung, dem Patienten die Ziele der Rehabilitation, die Vorteile, die er erwarten kann, und die aktive Rolle, die er während des gesamten Prozesses spielen muss, zu erläutern. Im orthopädischen Kontext zielt die Rehabilitation auf die

Wiederherstellung der Mobilität, der Muskelkraft und der Gelenkfunktion nach einem Eingriff wie dem Einsetzen einer Prothese oder der Reparatur eines Knochenbruchs ab. Diese Ziele können für den Patienten jedoch abstrakt oder weit entfernt erscheinen. Das Behandlungsteam muss diese Ziele daher in konkrete, verständliche und realistische Schritte aufgliedern, die auf den Gesundheitszustand und die spezifischen Fähigkeiten des Patienten abgestimmt sind.

Die **mentale Vorbereitung** auf die Rehabilitation ist genauso wichtig wie die körperliche Vorbereitung. Für viele Patienten bedeutet die Rehabilitation eine große Anstrengung, die oft mit Schmerzen oder Unwohlsein verbunden ist. Die therapeutische Erziehung hilft, mit diesen Erwartungen umzugehen, indem sie erklärt, dass die Rehabilitation ein allmählicher und manchmal langwieriger Prozess ist, der jedoch notwendig ist, um die größtmögliche Selbstständigkeit wiederzuerlangen. Der Patient muss verstehen, dass gewisse Schmerzen während der Rehabilitationsübungen normal sind und dass sie keine Verschlechterung seines Zustands bedeuten, sondern vielmehr einen Schritt in Richtung Heilung darstellen. Diese Art der Aufklärung hilft, Ängste abzubauen und das Durchhaltevermögen des Patienten angesichts der körperlichen Herausforderungen, denen er möglicherweise begegnet, zu stärken.

Zur Therapieerziehung gehört auch die Unterweisung in **spezifischen Übungen**, die der Patient mit Hilfe eines Physiotherapeuten oder selbstständig zu Hause durchführen soll. Dabei geht es nicht nur darum, Anweisungen zu geben, sondern sicherzustellen, dass der Patient jede Übung, ihren Zweck, die korrekte Art der Durchführung und die einzuhaltende Häufigkeit versteht. Beispielsweise sind nach einer Knieprothese abgestufte Beuge- und Streckübungen für die Wiedererlangung der Gelenkbeweglichkeit von entscheidender Bedeutung. Es ist entscheidend, dass der Patient versteht, dass diese Übungen regelmäßig und konsequent durchgeführt werden müssen, um eine dauerhafte Gelenkversteifung zu vermeiden. In der Orthopädie, wo die körperliche Rehabilitation oft anspruchsvoll ist, ist die **Motivation** des Patienten entscheidend, um die gewünschten Ergebnisse zu erzielen. Die Rolle des Behandlungsteams besteht daher darin, diese Motivation zu unterstützen, indem es selbst bescheidene Fortschritte fördert und die Übungen an den Rhythmus des Patienten anpasst.

Ein Schlüsselaspekt der therapeutischen Ausbildung ist auch die Vorbereitung des Patienten auf seine **tägliche Selbstständigkeit**. Nach einem orthopädischen Eingriff, insbesondere bei älteren Menschen oder Patienten mit chronischen Erkrankungen, ist die vollständige Genesung nicht auf die Rehabilitationsübungen beschränkt. Der Patient muss in der Lage sein, die Aktivitäten des täglichen Lebens wie Aufstehen, Anziehen, Waschen oder Gehen unter Berücksichtigung seiner neuen körperlichen Fähigkeiten selbstständig zu bewältigen. Das Pflegeteam muss daher **geeignete Handgriffe** vermitteln, um Stürze oder Verletzungen zu vermeiden. Nach einer Hüftprothese muss der Patient beispielsweise unbedingt lernen, Bewegungen zu vermeiden, die zu einer Luxation führen könnten, wie z. B. das Überkreuzen der Beine oder zu weites Vorbeugen. Technische Hilfsmittel wie Gehstöcke, Rollatoren oder Badesitze sollten dem Patienten vorgestellt werden, und er sollte lernen, sie richtig zu benutzen, um seine Unabhängigkeit zu maximieren und gleichzeitig Risiken zu minimieren.

Neben körperlichen Übungen und alltäglichen Handlungen geht es bei der Therapieerziehung auch um den **Umgang mit Schmerzen** und **postoperativen Beschwerden**. In der Orthopädie sind Schmerzen oft ein limitierender Faktor bei der Rehabilitation. Daher ist es von entscheidender Bedeutung, den Patienten über die Möglichkeiten der Schmerzkontrolle zu informieren, sei es durch Medikamente, nichtpharmakologische Techniken wie Kälteanwendungen oder Entspannungstechniken. Wenn der Patient versteht, dass die Schmerzbewältigung ein integraler Bestandteil der Rehabilitation ist, kann er sich besser in seine Behandlung einbringen und vermeidet, dass er aus Angst vor Schmerzen Übungen vermeidet.

Die Therapieerziehung umfasst auch eine **präventive** Dimension. Es ist wichtig, den Patienten für die Anzeichen möglicher Komplikationen wie Infektionen oder Thrombosen zu sensibilisieren und ihm beizubringen, wie er die Symptome erkennt, die ihn alarmieren sollten. Beispielsweise sollten nach einer Hüft- oder Knieoperation Anzeichen wie übermäßige Rötung, Schwellung oder abnormale Schmerzen sofort gemeldet werden, um ernsthafte Komplikationen zu verhindern. Diese Fähigkeit, den eigenen Gesundheitszustand selbst zu überwachen, ist ein Schlüsselelement der Selbstständigkeit und trägt dazu bei, Rehospitalisierungen und langfristige Komplikationen zu verringern.

Schließlich wird die therapeutische Ausbildung oft über die unmittelbare Rehabilitationsphase hinaus fortgesetzt und umfasst Ratschläge zur **Lebensweise**, die zur Erhaltung der Vorteile des Eingriffs erforderlich sind. Dies kann Empfehlungen zu regelmäßiger körperlicher Aktivität, Ernährung, Gewichtskontrolle (die bei künstlichen Gelenken besonders wichtig ist, um die Gelenke zu entlasten) sowie Ratschläge zur Vermeidung von riskanten Bewegungen oder Aktivitäten umfassen. Ziel ist es, dass der Patient wieder ein möglichst normales Leben führen kann und dabei die durch die Rehabilitation erzielten Fortschritte beibehält.

- **Psychologische Unterstützung**: Begleitung des Patienten bei der Bewältigung von Schmerzen, Ängsten und langen Genesungsphasen

Psychologische Unterstützung ist ein wesentlicher Bestandteil der Behandlung in der Orthopädie, wo körperliche Schmerzen, Angst vor Operationen oder Ruhigstellung sowie lange Genesungsphasen das psychische Wohlbefinden des Patienten tiefgreifend beeinträchtigen können. Ein chirurgischer Eingriff oder ein orthopädisches Trauma bringt nicht nur körperliche Herausforderungen mit sich, sondern auch erhebliche emotionale

Auswirkungen. Eine psychologische Begleitung des Patienten hilft, diese Aspekte besser zu bewältigen, die Genesung zu verbessern und eine ruhigere Rückkehr in das normale Leben zu fördern. Zuhören, Einfühlungsvermögen und das Verständnis für die Ängste und Sorgen des Patienten sind grundlegende Säulen dieser Begleitung.

In der Orthopädie steht der **Schmerz** oft im Mittelpunkt des Interesses des Patienten, sei es akut nach einem Eingriff oder chronisch im Rahmen degenerativer Erkrankungen wie Arthrose. Schmerz ist nicht nur eine körperliche Empfindung; er wirkt sich auch auf den psychologischen Zustand des Patienten aus und erzeugt Angst, Frustration und manchmal sogar Verzweiflung, vor allem wenn der Schmerz anhält oder behindernd wird. Eine der wichtigsten Aufgaben der psychologischen Unterstützung besteht darin, dem Patienten zu helfen, seine Schmerzen zu verstehen und besser mit ihnen umzugehen. Indem man ihm die Mechanismen des Schmerzes erklärt und ihm vor allem zeigt, dass es wirksame Mittel zur Schmerzkontrolle gibt (sowohl medikamentöse als auch nicht-medikamentöse), kann der Patient sich seinem Leiden gegenüber weniger hilflos fühlen.

Der **Dialog** ist von entscheidender Bedeutung, damit der Patient seine Schmerzen verbalisieren, sie objektivieren und mit dem Behandlungsteam teilen kann. Viele Patienten zögern, über ihre Schmerzen zu sprechen oder sie herunterzuspielen, weil sie glauben, dass es sich um eine unvermeidliche Phase handelt, die sie allein durchstehen müssen. Indem das Pflegepersonal ihnen einen Raum zum Zuhören und zur Unterstützung bietet, ermöglicht es dem Patienten, sich frei zu äußern und sich wahrgenommen zu fühlen. Dieses Gefühl der Anerkennung und Bestätigung ist grundlegend, um die emotionale Isolation zu verringern, die oft mit chronischen Schmerzen verbunden ist. Die Schmerzbehandlung muss daher neben der physischen und pharmakologischen Behandlung auch eine psychologische Dimension beinhalten.

Angst ist eine weitere häufige Reaktion auf einen chirurgischen Eingriff oder eine längere Immobilisierung. Die Ungewissheit über den Ausgang der Operation, die Angst vor Komplikationen oder die Sorge um die zukünftige Rehabilitation sind für die Patienten eine Quelle von Stress. Psychologische Unterstützung kann helfen, diese Ängste zu kanalisieren. Einer der ersten Schritte besteht darin, dem Patienten **klare und präzise Informationen** darüber zu geben, was er erleben wird, sowohl in Bezug auf den Eingriff als auch auf die Genesung. Häufig entstehen Ängste, weil man nicht weiß, was passieren wird, und sich mögliche negative Szenarien ausmalt. Die Erklärung des Ablaufs der Operation, der Nachsorge, der Schmerzbehandlungstechniken und der Rehabilitationsschritte hilft, diese Ungewissheit zu verringern und den Patienten zu beruhigen.

Neben der Aufklärung können auch Techniken zur **Stressbewältigung** eingesetzt werden, um den Patienten zu helfen, schwierige Momente besser zu bewältigen. Entspannungstechniken, kontrollierte Atmung oder sogar positive Visualisierung können gelehrt werden, um dem Patienten zu helfen, sich vor der Operation oder während der Genesung zu entspannen. Diese Techniken haben sich als wirksam erwiesen, um die Angst vor der Operation zu verringern und die Genesung zu erleichtern, da sie Muskelverspannungen reduzieren und die Fähigkeit des Patienten verbessern, mit Schmerzen oder Unannehmlichkeiten umzugehen.

Psychologische Unterstützung wird besonders wichtig während der **langen Genesungsphasen**, die zu einem Gefühl der Entmutigung oder sogar zu Depressionen führen können. Längere Immobilität, die Unfähigkeit, alltägliche Aktivitäten durchzuführen oder am sozialen und beruflichen Leben teilzunehmen, können zu einem Gefühl der Frustration, Abhängigkeit und des Kontrollverlusts führen. Bei manchen Patienten geht diese Zeit mit einem Verlust des Vertrauens in ihre Fähigkeit einher, ihr früheres Funktionsniveau wiederzuerlangen, insbesondere nach größeren orthopädischen Eingriffen wie Hüft-

72

oder Knieprothesen. Die Rolle des Pflegepersonals und der Psychologen besteht darin, **die Resilienz** des Patienten gegenüber diesen Prüfungen zu **stärken**, indem sie ihm helfen, eine positive Geisteshaltung beizubehalten und jeden noch so kleinen Fortschritt zu betonen.

Eine wirksame Strategie ist die Festlegung von **progressiven** Rehabilitationszielen, die es dem Patienten ermöglichen, sich auf Zwischenschritte zu konzentrieren, anstatt sich vom gesamten Genesungsprozess überfordert zu fühlen. Dieser Ansatz mit kleinen Zielen ermöglicht es dem Patienten, seine Fortschritte konkret zu sehen, auch wenn sie langsam sind, und seine Motivation aufrechtzuerhalten. Indem das Behandlungsteam jeden Erfolg würdigt, stärkt es das Selbstwertgefühl des Patienten und sein Vertrauen in seine Fähigkeit, Herausforderungen zu bewältigen.

Darüber hinaus spielt die **familiäre und soziale Unterstützung** eine Schlüsselrolle bei der psychologischen Bewältigung langer Genesungsphasen. Es ist wichtig, die Familie und die Angehörigen in die Betreuung einzubeziehen, da ihre Anwesenheit und emotionale Unterstützung entscheidende Faktoren für das Wohlbefinden des Patienten sind. Auch das Pflegepersonal kann eine Rolle spielen, indem es der Familie hilft, die Herausforderungen, die der Patient durchmacht, zu verstehen, damit sie den Patienten während seiner Genesung konstruktiv begleiten kann.

Schließlich kann es bei einigen Patienten notwendig sein, eine eingehendere psychologische **Betreuung** anzubieten, insbesondere wenn sie Anzeichen von Depression, Motivationsverlust oder Verzweiflung zeigen. In diesen Fällen kann die Intervention eines Psychologen oder Psychiaters von Vorteil sein, um negative Emotionen zu bearbeiten, das Selbstbild wieder aufzubauen und dabei zu helfen, die schwierige Zeit der Rekonvaleszenz zu überstehen. Diese zusätzliche psychologische Unterstützung ermöglicht es, die emotionalen und mentalen

Aspekte der Genesung zu behandeln, die ebenso wichtig sind wie die körperlichen Aspekte.

Kapitel 5

Ergonomie und Sicherheit für das Pflegepersonal in der Orthopädie

- **Techniken zur Handhabung von Patienten** : Wie Sie Muskel-Skelett-Erkrankungen (MSD) vermeiden können

Techniken zur Patientenhandhabung sind von entscheidender Bedeutung, um nicht nur den Komfort und die Sicherheit der Patienten zu gewährleisten, sondern auch das Pflegepersonal vor **Muskel-Skelett-Erkrankungen (MSD) zu** schützen, die eine der Hauptursachen für Arbeitsausfälle im Pflegesektor darstellen. MSD, zu denen Erkrankungen wie Rückenschmerzen, Sehnenentzündungen oder Bandscheibenvorfälle gehören, werden in der Regel durch unangemessene Handgriffe, Zwangshaltungen oder sich wiederholende Bewegungen beim Transfer oder bei der Mobilisierung von Patienten verursacht. Durch die Anwendung geeigneter Handhabungstechniken und den Einsatz von Hilfsmitteln können diese Beschwerden wirksam verhindert und ein sichereres Arbeitsumfeld für Pflegekräfte geschaffen werden.

Der erste Schritt zur Vermeidung von Muskel-Skelett-Erkrankungen bei der Handhabung von Patienten ist die **vorherige Einschätzung** der Situation. Bevor ein Patient bewegt wird, sollte sich die Pflegekraft die Zeit nehmen, die spezifischen Bedürfnisse des Patienten, seine Mobilität, sein Gewicht sowie mögliche Hindernisse in der Umgebung (wie die Anordnung des Bettes, der Möbel oder der medizinischen Geräte) zu analysieren. Eine schlechte Vorbereitung, wie ein überfüllter oder schlecht eingerichteter Arbeitsbereich, kann den Handgriff erschweren und das Verletzungsrisiko für die Pflegekraft erhöhen. Es ist daher von entscheidender Bedeutung, dass Sie sich stets vergewissern, dass der Bereich um den Patienten herum frei ist und alle notwendigen Materialien griffbereit sind, bevor Sie mit dem Umsetzen oder der Mobilisierung beginnen.

Eine der Grundregeln für Hebetechniken ist es, **den Rücken zu schonen**. Beim Umgang mit Patienten müssen oft große Lasten gehoben oder manipuliert werden, was den Rücken übermäßig belasten kann, wenn die Handgriffe nicht korrekt ausgeführt werden. Um den Rücken zu schützen, ist es von größter Bedeutung, beim Heben eines Patienten stets **die Knie** zu beugen, anstatt sich nach vorne zu beugen. Die Pflegekraft sollte so nah wie möglich an den Patienten herangehen, den Rücken gerade halten und die Kraft der Beine nutzen, um sich aufzurichten. Dadurch wird die Anstrengung auf die Oberschenkelmuskulatur verteilt und eine Belastung der Lendenwirbel vermieden, die häufig Ursache von Rückenschmerzen oder Bandscheibenvorfällen sind.

Es ist auch wichtig, beim Hantieren **eine stabile Körperhaltung beizubehalten**. Die Füße sollten schulterbreit auseinander stehen, um eine gute Standfläche zu gewährleisten, und Drehbewegungen des Rückens sollten so weit wie möglich vermieden werden. Wenn die Pflegekraft sich drehen muss, um einen Patienten zu bewegen, ist es besser, **den ganzen Körper** mithilfe der Füße **zu drehen**, als den Rumpf zu drehen, was die Wirbelsäule schädigen könnte.

Der **Einsatz von Hilfsmitteln** ist eine weitere wesentliche Maßnahme zur Vermeidung von Muskel- und Skeletterkrankungen. Technische Hilfsmittel wie **Lifter**, **Gleitkissen** oder **Transfergurte** sind so konzipiert, dass sie die körperliche Anstrengung des Pflegepersonals reduzieren und die Mobilisierung des Patienten sicherer machen. Ein Patientenlifter beispielsweise ermöglicht es, einen Patienten sicher aus dem Bett zu heben oder in einen Stuhl zu setzen, indem er die körperliche Belastung des Rückens der Pflegekraft fast vollständig eliminiert. Ebenso erleichtern Gleitkissen das Umsetzen von Patienten von einem Bett in einen Sessel, indem sie die Reibung verringern, wodurch der Kraftaufwand minimiert und repetitive Bewegungen, die zu Muskel-Skelett-Erkrankungen führen können, vermieden werden.

Es ist jedoch von entscheidender Bedeutung, dass das Pflegepersonal **in der korrekten Verwendung dieser Hilfsmittel geschult** wird. Hilfsgeräte sind zwar wirksam, können aber bei unsachgemäßer Verwendung ineffektiv oder sogar gefährlich werden. Regelmäßige Schulungen zu neuen Handhabungstechniken und zur Verwendung von Hilfsmitteln sind daher unerlässlich, um das Verletzungsrisiko sowohl für das Pflegepersonal als auch für die Pflegebedürftigen zu verringern.

Der Umgang mit Patienten beinhaltet auch **Bewegungen im Team**, insbesondere bei komplizierteren Transfers oder bei schwergewichtigen Patienten. In diesen Situationen ist es entscheidend, sich mit einem oder mehreren Kollegen **abzustimmen**, um die Last zu teilen. Kommunikation ist für die Synchronisierung der Bewegungen von entscheidender Bedeutung: Vor jedem Transfer sollten sich die Teammitglieder über die Schritte und Anweisungen verständigen und sicherstellen, dass alle bereit sind, gleichzeitig zu handeln. Ein gut koordinierter Transfer verringert nicht nur das Verletzungsrisiko für das Pflegepersonal, sondern sorgt auch für eine reibungslosere und bequemere Bewegung des Patienten.

Neben der Anwendung der richtigen Technik ist auch die **körperliche Fitness** der Pflegekräfte ein wichtiger Faktor bei der Prävention von Muskel- und Skeleterkrankungen. Die Arbeit in der Pflege und insbesondere in der Orthopädie ist körperlich anspruchsvoll, und es wird empfohlen, dass Pflegekräfte regelmäßig Übungen zur Stärkung der Muskeln, insbesondere der Rücken- und Beinmuskulatur, durchführen, um das Verletzungsrisiko zu verringern. Außerdem können **Beweglichkeitsübungen** und Muskelentspannungstechniken wie Stretching oder Yoga dabei helfen, die Flexibilität der Gelenke zu erhalten und Verspannungen abzubauen, die sich im Laufe des Arbeitstages angesammelt haben.

Schließlich gehört zur Prävention von Muskel-Skelett-Erkrankungen auch das **Pausenmanagement** und das Bewusstsein für die eigenen Grenzen. Das Heben und Bewegen von Patienten den ganzen Tag über kann zu starker Ermüdung führen, und es ist wichtig, dass sich das Pflegepersonal Zeit für Ruhe und Erholung nimmt, um das Verletzungsrisiko nicht noch weiter zu erhöhen. Zu lernen, die ersten Anzeichen von Müdigkeit oder Schmerzen zu erkennen, wie z. B. Verspannungen im Rücken oder in den Schultern, und seine Bewegungen anzupassen oder bei Bedarf Hilfe zu holen, sind wichtige Verhaltensweisen, um langfristig Muskel-Skelett-Erkrankungen vorzubeugen.

- **Nutzung technischer Hilfsmittel**: Stühle, Lifter und andere Vorrichtungen zur Erleichterung der täglichen Arbeit

Der **Einsatz von Hilfsmitteln** in der orthopädischen Pflege ist von entscheidender Bedeutung, um die tägliche Arbeit des Pflegepersonals zu erleichtern und die Sicherheit und den Komfort der Patienten zu gewährleisten. Diese Hilfsmittel, wie z. B. **angepasste Stühle**, **Lifter** und andere Hilfsgeräte, spielen eine entscheidende Rolle bei der Bewältigung von Bewegung, Transfers und Immobilisierung von Patienten. Indem sie die körperliche Anstrengung des Pflegepersonals reduzieren und das Verletzungsrisiko für die Patienten minimieren, optimieren diese Hilfsmittel die Qualität der Pflege und beugen gleichzeitig dem Auftreten von Muskel-Skelett-Erkrankungen (MSD) bei den Beschäftigten im Gesundheitswesen vor.

Unter den am häufigsten verwendeten Hilfsmitteln nehmen **angepasste Stühle** einen zentralen Platz im täglichen Umgang mit Patienten mit eingeschränkter Mobilität ein. Es gibt verschiedene Arten von Stühlen, die jeweils auf bestimmte Bedürfnisse zugeschnitten sind. Beispielsweise ermöglichen **Duschstühle** oder **durchbohrte Stühle** Patienten mit Stehschwierigkeiten, ihre Selbstständigkeit während der Hygiene oder der Ausscheidung aufrechtzuerhalten. Diese Vorrichtungen sind so konzipiert, dass sie Stabilität und Sicherheit bieten und somit das Risiko eines Sturzes während kritischer Aktivitäten verringern. Ihre Verwendung ist nicht nur für den Patienten von Vorteil, sondern vereinfacht auch die Arbeit des Pflegepersonals, da komplizierte oder riskante Manipulationen vermieden werden.

Rollstühle und **Transferstühle** sind ebenfalls unverzichtbare technische Hilfsmittel für den Transport von Patienten. Mit diesen

Hilfsmitteln können Patienten leicht von einem Ort zum anderen gebracht werden, ohne dass ihre Gehfähigkeit beansprucht wird. **Rollstühle** bieten den Patienten eine gewisse Unabhängigkeit, insbesondere wenn sie mit manuellen oder elektrischen Steuerungssystemen ausgestattet sind. **Transferstühle** wiederum sind leicht und praktisch für kurze Wege, z. B. zwischen Bett und Stuhl oder beim Transfer zu medizinischen Einrichtungen.

Der Patientenlifter wiederum ist ein unverzichtbares Hilfsmittel für Patienten, die nicht selbstständig aufstehen oder sich fortbewegen können. Mit diesem mechanischen Hebesystem kann der Patient sicher angehoben werden, um ihn vom Bett in den Sessel, vom Sessel ins Bett oder sogar in komplexere Situationen wie das Einsetzen in eine Badewanne zum Baden zu bringen. Es gibt sowohl mobile Modelle, die eine hohe Bewegungsflexibilität ermöglichen, als auch an der Decke befestigte Modelle für beengtere Räume. Der Lifter reduziert die körperliche Anstrengung der Pflegekräfte erheblich, da sie nicht mehr manuell große Lasten heben müssen, und beugt so der Gefahr von Rücken- oder Schulterverletzungen vor.

Der Gebrauch des **Lifters** erfordert eine angemessene Schulung, um seine Wirksamkeit zu gewährleisten und Unfälle zu vermeiden. Die richtige Positionierung der Gurte ist entscheidend, um einen reibungslosen Transfer zu gewährleisten, ohne dem Patienten Schmerzen oder Unannehmlichkeiten zu bereiten. Das Pflegepersonal sollte sicherstellen, dass der Lifter dem Körperbau des Patienten angepasst ist, dass er gut gepflegt wird und dass das Gewicht des Patienten die Kapazität der Vorrichtung nicht überschreitet. Wenn diese Vorsichtsmaßnahmen beachtet werden, wird der Lifter zu einem unverzichtbaren Hilfsmittel, das den Komfort des Patienten und die Sicherheit des Pflegepersonals erhöht.

Neben Hebe- und Transfervorrichtungen werden häufig auch andere Hilfsmittel wie **Gleitpads** und **Transferbrettchen** verwendet, um dem Pflegebedürftigen den Wechsel von einer Oberfläche auf eine andere, wie z. B. vom Bett in den Stuhl, zu erleichtern. Diese Hilfsmittel verringern die Reibung, wodurch der Transfer flüssiger wird und weniger körperliche Anstrengung erfordert. Ein **Transferbrett** ermöglicht es dem Patienten beispielsweise, von einem Stuhl in ein Bett oder auf eine andere Oberfläche zu gleiten, ohne sein gesamtes Gewicht zu heben, wodurch das Risiko von Stürzen und Verletzungen für den Patienten und die Pflegekraft minimiert wird.

Im Rahmen der Rehabilitation oder der unterstützten Mobilität sind Gehhilfen und **Gehstöcke** wichtige Hilfsmittel, die den Patienten helfen, sicher zu gehen. Insbesondere Gehhilfen bieten stabilen Halt und ermöglichen es Patienten, sich nach einem chirurgischen Eingriff wie einer Hüft- oder Knieprothese langsam wieder an das Gehen zu gewöhnen. Sie sind höhenverstellbar und oft mit Rädern und Bremsen ausgestattet, sodass der Patient sich selbstständig und mit maximaler Sicherheit fortbewegen kann. **Gehstöcke**, ob einfach oder mit mehreren Beinen ausgestattet (Dreibein- oder Vierbeinstöcke), bieten eine leichtere, aber wirksame Unterstützung und werden häufig in den mittleren Phasen der Rehabilitation eingesetzt, wenn der Patient beginnt, seine Mobilität wiederzuerlangen.

Die Verwendung dieser Hilfsmittel ist zwar unerlässlich, darf aber nicht improvisiert werden. Das Pflegepersonal muss sich an **strenge Protokolle für den Einsatz** und die Handhabung der Hilfsmittel halten. Es bedarf einer ständigen Weiterbildung, um die Techniken der Handhabung und Fortbewegung zu beherrschen und den Einsatz der Hilfsmittel an die Bedürfnisse und Fähigkeiten des jeweiligen Patienten anzupassen. Dazu gehört nicht nur die Wahl des am besten geeigneten Hilfsmittels, sondern auch die richtige Einstellung der Geräte, um Fehler zu vermeiden, die die Sicherheit des Patienten oder der Pflegekraft beeinträchtigen könnten.

Technische Hilfen beschränken sich nicht nur auf die Erleichterung der Fortbewegung oder die Entlastung des Pflegepersonals bei der Handhabung von Gegenständen. Sie spielen auch eine wichtige Rolle für den **täglichen Komfort** von immobilen Patienten oder Patienten in der Rekonvaleszenz. Vorrichtungen wie **Antidekubituskissen**, **Luftmatratzen** oder **verstellbare medizinische Betten** sollen Komplikationen verhindern, die durch lange Immobilisierung entstehen, wie z. B. Druckgeschwüre. Diese Vorrichtungen verteilen den Druck auf empfindliche Körperbereiche, verbessern so die Blutzirkulation und fördern langfristig den Komfort des Patienten.

Schließlich tragen technische Hilfsmittel neben den physischen und praktischen Vorteilen auch zur **Erhaltung der Autonomie** der Patienten bei. Indem sie ihre Mobilität erleichtern und ihnen ermöglichen, bestimmte alltägliche Aufgaben unabhängiger zu erledigen, spielen diese Hilfsmittel eine Schlüsselrolle bei der Wiederherstellung des Selbstvertrauens und der funktionalen Autonomie von Rehabilitationspatienten. Das Gefühl, aktiv an der eigenen Genesung mitwirken zu können, auch mit Hilfe von Hilfsmitteln, ist entscheidend für die Verbesserung der Lebensqualität von Patienten und die Verringerung von Gefühlen der Abhängigkeit oder Frustration.

Kapitel 6

Die Pflegekraft und die funktionelle Rehabilitation

- **Einführung in die Physiotherapie und die Rolle der Pflegekraft bei der Rehabilitation**: Den Gesamtprozess verstehen

Die **Einführung in die** Krankengymnastik und die Rolle der Pflegekraft bei der Rehabilitation ist ein Schlüsselelement im Rahmen der orthopädischen Versorgung. Die Krankengymnastik, auch Physiotherapie genannt, ist eine Disziplin der Medizin, die darauf abzielt, die Mobilität, Kraft und körperliche Funktion nach einer Verletzung, einem chirurgischen Eingriff oder einer Krankheit wiederherzustellen und zu erhalten. Sie spielt eine zentrale Rolle bei der Rehabilitation, insbesondere nach orthopädischen Eingriffen wie Knochenbrüchen, Gelenkprothesen oder chronischen Muskel- und Skeletterkrankungen. Der Rehabilitationsprozess beruht auf einer engen Zusammenarbeit zwischen dem Physiotherapeuten, dem Patienten und anderen Mitgliedern des Behandlungsteams, darunter auch der Pflegekraft. Letzterer nimmt eine grundlegende Stellung ein, indem er den Patienten auf seinem Weg durch die Rehabilitation begleitet und unterstützt.

Der **Rehabilitationsprozess** in der Physiotherapie konzentriert sich auf mehrere Ziele: Wiederherstellung der Gelenkbeweglichkeit, Stärkung geschwächter Muskeln, Verbesserung des Gleichgewichts, Schmerzlinderung und Förderung der Selbstständigkeit des Patienten bei den Aktivitäten des täglichen Lebens. Nach einer Operation oder einem orthopädischen Trauma können Patienten vorübergehend oder dauerhaft bestimmte motorische Funktionen verlieren, was eine angepasste physiotherapeutische Behandlung unabdingbar macht. Beispielsweise muss ein Patient, dem ein künstliches Hüftgelenk eingesetzt wurde, allmählich wieder laufen lernen, die Hüftflexion wiederherstellen und die umliegenden Muskeln stärken, um das Gelenk zu stützen.

In diesem Rahmen spielt der **Pflegehelfer** eine wesentliche ergänzende Rolle zum Physiotherapeuten. Obwohl die Erstellung des Rehabilitationsprogramms in den Zuständigkeitsbereich des Physiotherapeuten fällt, ist es Aufgabe der Pflegekraft, den

Patienten bei alltäglichen Aktivitäten zu begleiten, die die Rehabilitation erleichtern, und moralische und physische Unterstützung zu leisten. Tatsächlich ist die Rehabilitation oft ein langer und anspruchsvoller Prozess, sowohl körperlich als auch geistig, und der Pflegehelfer ist aufgrund seiner Nähe zum Patienten ein Schlüsselakteur für den Erfolg dieses Prozesses. Er achtet darauf, dass der Patient die vom Physiotherapeuten verordneten Übungen korrekt ausführt, stellt sicher, dass bei alltäglichen Handlungen die Mobilitäts- und Sicherheitsvorschriften eingehalten werden, und hilft dabei, die Motivation des Patienten während der gesamten Rehabilitation aufrechtzuerhalten.

Einer der ersten Schritte in der Rolle des Pflegehelfers besteht darin, **den Patienten** auf seine Physiotherapie vorzubereiten. Dazu gehören praktische Aufgaben wie die Unterstützung des Patienten beim Aufstehen, beim Anziehen, beim Gang in den Rehabilitationsraum oder bei der richtigen Positionierung für die Übungen. In diesen Momenten stellt der Pflegehelfer sicher, dass die Sicherheitsvorschriften eingehalten werden, insbesondere im Hinblick auf die Verwendung von Gehhilfen (Gehstöcke, Rollatoren) oder orthopädischen Hilfsmitteln wie Schienen oder Orthesen.

Die Unterstützung durch den Pflegehelfer beschränkt sich nicht nur auf die physische Begleitung. Er ist auch ein **Motivationsmotor** für den Patienten, insbesondere in Zeiten, in denen die Rehabilitation schwieriger wird. Die physiotherapeutischen Übungen können Schmerzen, Müdigkeit und manchmal auch Entmutigung verursachen. In diesen Momenten ermutigt der Pflegehelfer in Verbindung mit dem Behandlungsteam den Patienten, erinnert ihn an die zu erreichenden Ziele und lobt ihn für jeden noch so kleinen Fortschritt. Diese psychologische Begleitung ist von entscheidender Bedeutung, da die Rehabilitation, um wirksam zu sein, eine aktive und regelmäßige Beteiligung des Patienten erfordert. Die emotionale Unterstützung durch die Pflegekraft hilft dabei, diese Beteiligung aufrechtzuerhalten, indem sie den

Patienten beruhigt und ihm zeigt, dass jeder Schritt ein Schritt in Richtung Genesung ist.

Ein weiterer wichtiger Aspekt der Rolle des Pflegehelfers ist die **Überwachung des Allgemeinzustands des Patienten** während der gesamten Rehabilitation. Der Pflegehelfer steht an vorderster Front, um auf Anzeichen von Schmerzen, Erschöpfung oder postoperativen Komplikationen zu achten. Wenn ein Patient bei der Mobilisierung ungewöhnliche Schmerzen verspürt, informiert die Pflegekraft den Physiotherapeuten oder die Krankenschwester, damit die Pflege oder die Übungen angepasst werden können. Durch die Wachsamkeit des Pflegehelfers können Überlastungen oder Zwischenfälle vermieden werden, die den Heilungsprozess verzögern könnten. Außerdem ist der Pflegehelfer durch den direkten Kontakt mit dem Patienten oft derjenige, der frühe Anzeichen von Komplikationen wie Druckgeschwüre, Infektionen oder die schlechte Verträglichkeit einer orthopädischen Vorrichtung erkennt.

Der Pflegehelfer spielt auch eine Rolle bei der **täglichen Rehabilitation** außerhalb der formellen Physiotherapie. Beispielsweise ermutigt er den Patienten, in seinen Ruhepausen passive oder aktive Mobilisationsübungen durchzuführen oder Körperhaltungen einzunehmen, die für seine Genesung förderlich sind. In der Orthopädie können einfache Handlungen wie das Aufstehen aus dem Bett, das Gehen einiger Meter oder sanfte Bewegungen mit einer unbeweglichen Gliedmaße einen erheblichen Einfluss auf die funktionelle Erholung haben. Die Pflegekraft hilft dabei, diese Bewegungen in den Alltag des Patienten zu integrieren, und achtet darauf, dass sie den Anweisungen des Physiotherapeuten in Bezug auf Sicherheit und progressive Anstrengung entsprechen.

Die enge Zusammenarbeit zwischen der Pflegekraft und dem Physiotherapeuten ist daher von entscheidender Bedeutung, um dem Patienten eine **umfassende Betreuung zu** bieten. Während der Physiotherapeut für den technischen Aspekt der Rehabilitation verantwortlich ist, sorgt der Pflegehelfer für eine kontinuierliche und wohlwollende Begleitung und fördert die Umsetzung der Rehabilitationsanweisungen im Alltag des Patienten. Diese Komplementarität ermöglicht es, den Genesungsprozess zu optimieren, das Risiko von Komplikationen zu verringern und die Rückkehr zur Selbstständigkeit zu beschleunigen.

- **Techniken zur Mobilisierung der Gelenke**: Den Patienten bei den ersten Übungen unterstützen

Techniken zur Mobilisierung der Gelenke spielen in der orthopädischen Rehabilitation eine entscheidende Rolle, insbesondere in den ersten Phasen der Genesung nach Verletzungen, Operationen oder längerer Immobilisierung. Diese Übungen sollen die Beweglichkeit wiederherstellen, Gelenksteifigkeit vorbeugen und die Heilung des Gewebes fördern, wobei die Toleranzgrenze des Patienten beachtet werden muss. Die Begleitung durch eine Pflegekraft oder einen Physiotherapeuten ist entscheidend, um den Patienten bei diesen ersten Übungen anzuleiten, da es sich oft um eine heikle Phase handelt, in der die Bewegungen durch Schmerzen, Muskelschwäche oder die Angst vor erneuten Verletzungen eingeschränkt sind.

Die **passive Mobilisierung** ist in der Regel der erste Schritt zur Wiederherstellung des Gelenks. Dabei wird das Gelenk sanft bewegt, ohne dass der Patient aktiv eingreift. Die Pflegekraft oder der Physiotherapeut führt die Bewegungen für den Patienten aus und achtet dabei darauf, dass der vom Chirurgen oder den Rehabilitationsanweisungen erlaubte Bewegungsumfang eingehalten wird. Das Ziel dieser passiven Übungen ist es, die Beweglichkeit des Gelenks zu erhalten und gleichzeitig Steifheit und Gewebeverklebungen zu vermeiden. Diese Technik ist besonders nützlich nach Eingriffen wie dem Einsetzen künstlicher Gelenke (Hüfte, Knie, Schulter), bei denen es entscheidend ist, die Beweglichkeit des Gelenks zu erhalten und gleichzeitig eine

Überbeanspruchung der geschwächten Muskeln und Bänder zu vermeiden.

Die Pflegekraft übernimmt in diesem Zusammenhang eine **unterstützende und führende** Rolle. Er achtet darauf, dass der Patient richtig sitzt und bequem positioniert ist, um unnötige Muskel- und Gelenkspannungen zu vermeiden. Die passive Mobilisierung sollte sanft durchgeführt werden, ohne das Gelenk über seinen tolerierten Bewegungsradius hinaus zu belasten. Es ist wichtig, dass die Pflegekraft auf die Reaktionen des Patienten achtet und die Bewegungen entsprechend den Anzeichen von Schmerz oder Unbehagen anpasst. Diese passiven Übungen regen die Blutzirkulation um das Gelenk herum an und fördern so die Heilung des Gewebes, ohne übermäßigen mechanischen Stress zu verursachen.

Sobald der Patient in der Lage ist, die passive Mobilisierung zu tolerieren, kann er allmählich **in Übungen zur unterstützten aktiven Mobilisierung** einbezogen werden. In dieser Phase beginnt der Patient, sich an den Bewegungen zu beteiligen, indem er seine Muskeln leicht aktiviert, während er von der Pflegekraft oder dem Physiotherapeuten unterstützt wird. Beispielsweise kann der Patient bei der Rehabilitation des Knies nach einer Operation versuchen, das Bein zu beugen, während er dabei unterstützt wird, das Gelenk in einer bequemen und kontrollierten Position zu halten. Die Unterstützung durch die Pflegekraft ist in diesem Stadium entscheidend, da sie dem Patienten ermöglicht, die Bewegungen auszuführen, ohne Angst vor Überanstrengung oder Verletzungen haben zu müssen. Diese schrittweise Beteiligung fördert das Vertrauen des Patienten in seine Fähigkeiten und erleichtert gleichzeitig die allmähliche Rückkehr der Muskelkraft.

Während dieser unterstützten aktiven Mobilisierung beschränkt sich die Rolle der Pflegekraft nicht nur auf die körperliche Begleitung; sie ist auch ein **Motivationsmotor**. Der Patient zögert manchmal, die Bewegungen auszuführen, weil er befürchtet, die Schmerzen wieder aufleben zu lassen oder seinen

Zustand zu verschlechtern. Die Pflegekraft hilft durch ihre wohlwollende Unterstützung und Ermutigung, den Patienten zu beruhigen, sein Vertrauen zu stärken und ihn durch seine Ängste zu führen. Es ist wichtig, jeden noch so kleinen Fortschritt zu betonen, denn diese Schritte sind zwar klein, aber wichtige Meilensteine im Heilungsprozess.

Sobald das Gelenk wieder geschmeidig ist und die Schmerzen besser kontrolliert werden können, können **aktive Mobilisierungsübungen** durchgeführt werden. In diesem Stadium ist der Patient in der Lage, das Gelenk selbstständig ohne fremde Hilfe zu bewegen, wenn auch unter der Aufsicht einer Pflegekraft oder eines Physiotherapeuten. Ziel ist es, den vollen Bewegungsumfang des Gelenks allmählich wieder herzustellen und gleichzeitig die Muskeln um das Gelenk herum zu stärken. Die Pflegekraft überwacht weiterhin die korrekte Ausführung der Bewegungen und stellt sicher, dass der Patient nicht über seine Grenzen hinausgeht, da dies zu Komplikationen führen oder die Heilung verzögern könnte.

Beuge- und Streckübungen gehören zu den häufigsten **Übungen** in den Anfangsphasen der Gelenkrehabilitation. Beispielsweise wird nach einer Knieoperation mithilfe von Beuge- und Streckübungen versucht, die normale Beweglichkeit des Gelenks wiederherzustellen, indem das Knie allmählich gebeugt und gestreckt wird. Diese einfachen Bewegungen sind zwar anfangs manchmal schmerzhaft, aber entscheidend, um eine Gelenkversteifung zu vermeiden. Die Pflegekraft kann technische Hilfsmittel wie Kissen verwenden, um das Gelenk während der Übung zu stützen oder den Beugewinkel anzupassen.

Bei der Rehabilitation der Schulter werden häufig **Pendelbewegungen** eingesetzt, um das Gelenk ohne übermäßige Anstrengung sanft zu mobilisieren. Der Patient beugt sich leicht nach vorne und lässt den Arm natürlich hängen, während er kreisende oder vor- und zurückgehende Bewegungen ausführt. Diese Art der Bewegung ist besonders in den ersten Tagen nach einer Operation an der Rotatorenmanschette geeignet, da sie die

Beweglichkeit des Gelenks erhält, ohne die traumatisierten Muskeln zu belasten.

Neben den gelenkspezifischen Übungen spielt die Pflegekraft auch eine Rolle bei der Bewältigung **der** Schmerzen, **die mit** der Mobilisierung **verbunden sind**. Es ist wichtig, den Patienten daran zu erinnern, dass die Übungen zwar Unbehagen oder leichte Schmerzen verursachen können, dass diese Empfindungen aber normal und Teil des Heilungsprozesses sind. Die Pflegekraft kann nach den Mobilisierungssitzungen Strategien zur Schmerzlinderung vorschlagen, wie z. B. das Auflegen von Eis auf das Gelenk, Entspannungstechniken oder ggf. die Einnahme von Schmerzmitteln, die vom Arzt verschrieben wurden. Indem sie eine vertrauensvolle Umgebung schafft und auf die Bedürfnisse des Patienten eingeht, hilft die Pflegekraft, diese Schmerzen proaktiv zu bewältigen und zu verhindern, dass sie zu einem Hindernis für die Rehabilitation werden.

- **Überwachung und Ermutigung des Patienten in der Rehabilitation**: Die Schlüsselrolle der Motivation

Die **Überwachung und Ermutigung** des Patienten in der Rehabilitation sind grundlegende Aspekte des Heilungsprozesses, insbesondere in der Orthopädie, wo die körperliche Erholung oft langwierige und anspruchsvolle Anstrengungen erfordert. Die Rehabilitation, sei es nach einer Operation oder nach einer Verletzung, ist für den Patienten ein Weg voller körperlicher und emotionaler Herausforderungen. In diesem Zusammenhang wird die Rolle der Motivation zentral, und das Pflegeteam, insbesondere Pflegehelfer und Physiotherapeuten, spielt eine Schlüsselrolle bei der Aufrechterhaltung und Stärkung dieser Motivation. Ihre Unterstützung beschränkt sich nicht auf die Überwachung der Übungen und des körperlichen Fortschritts, sondern umfasst auch eine moralische Begleitung, die unerlässlich ist, damit der Patient durchhalten und sich weiterhin für den Rehabilitationsprozess engagieren kann.

Die **Überwachung** des Rehabilitationspatienten ist in erster Linie notwendig, um sicherzustellen, dass die verordneten Übungen korrekt und sicher durchgeführt werden. In den Anfangsphasen, in denen die Bewegungen noch durch Schmerzen, Müdigkeit oder Muskelschwäche eingeschränkt sind, muss das Pflegeteam die Reaktionen des Patienten aufmerksam verfolgen. Diese Beobachtung hilft, die Übungen an die aktuellen Fähigkeiten anzupassen und unangemessene Handlungen zu verhindern, die eine Verletzung verschlimmern oder die Heilung verzögern könnten. Das Pflegepersonal sollte auf Anzeichen von **übermäßigen Schmerzen**, **Schwellungen** oder **Müdigkeit** achten, die auf eine Überanstrengung oder eine falsche Ausführung der Übungen hindeuten könnten. Die Überwachung des Allgemeinzustands des Patienten, einschließlich Parametern wie Herzfrequenz, Atmung und Müdigkeit, ist ebenfalls entscheidend, um sicherzustellen, dass der Körper die körperliche Anstrengung gut verkraftet.

Bei der Rehabilitation geht es jedoch nicht nur um den körperlichen Aspekt. Der Genesungsprozess ist oft langwierig und kann seelisch belastend sein, insbesondere wenn die Fortschritte langsam sind oder es Phasen der Stagnation gibt. Schmerzen, Funktionseinschränkungen und die zeitweilige Abhängigkeit von Betreuern können beim Patienten ein Gefühl der Frustration oder sogar Entmutigung auslösen. An dieser Stelle werden **Ermutigung** und **Motivation von** entscheidender Bedeutung. Die moralische Unterstützung, die das Pflegeteam dem Patienten zukommen lässt, ist von entscheidender Bedeutung, um ihm zu helfen, diese schwierigen Momente zu überwinden und seine Entschlossenheit angesichts der Herausforderungen der Rehabilitation aufrechtzuerhalten.

Einer der Schlüsselaspekte der Ermutigung ist die **Anerkennung** selbst kleiner **Fortschritte**. Für einen Rehabilitationspatienten ist jeder kleine Schritt auf dem Weg zur Genesung, sei es eine verbesserte Mobilität, mehr Muskelkraft oder weniger Schmerzen, ein Sieg. Das Behandlungsteam sollte diese Erfolge daher mit dem Patienten feiern und ihm zeigen, dass er sich seinen Zielen nähert, auch wenn die Fortschritte vielleicht langsam erscheinen. Diese Ermutigung stärkt das Vertrauen des Patienten in sich selbst und seine Fähigkeit, sich zu erholen, und hilft, seine Motivation während des gesamten Prozesses aufrechtzuerhalten.

Ein weiterer Motivationshebel ist das **Setzen von realistischen und schrittweisen Zielen**. In Zusammenarbeit mit den Physiotherapeuten kann das Pflegeteam dem Patienten helfen, sich klare und erreichbare Ziele zu setzen, die der Rehabilitation einen Rahmen geben. Diese Ziele sollten dem Gesundheitszustand des Patienten entsprechen und ehrgeizig genug sein, um seine Bemühungen anzuregen, ohne unrealistisch oder unerreichbar zu sein, was zu Demotivation führen könnte. Beispielsweise kann ein einfaches Ziel wie das erfolgreiche Gehen ohne Hilfe für einige Minuten oder die Wiedererlangung eines bestimmten Bewegungsumfangs in einem Gelenk dem Patienten eine Richtung und einen Sinn für seine täglichen Bemühungen geben.

Das Pflegeteam muss auch eine Rolle dabei spielen**, die Erwartungen** des Patienten **zu steuern**. In der Rehabilitation ist es üblich, dass die Fortschritte unregelmäßig sind, mit Phasen der Verbesserung, gefolgt von Plateaus oder sogar vorübergehenden leichten Rückschritten. Es ist entscheidend, dem Patienten zu erklären, dass diese Schwankungen normal und Teil des Heilungsprozesses sind. Wenn der Patient mental auf diese Eventualitäten vorbereitet wird, verringert sich sein Gefühl der Frustration oder Entmutigung, wenn sie auftreten. Auf diese Weise bleibt der Patient motiviert, durchzuhalten, auch wenn die unmittelbaren Ergebnisse nicht sichtbar sind.

Motivationstechniken können auch spezifischere Ansätze beinhalten, wie z. B. die Verwendung verschiedener Übungen, die auf die Vorlieben des Patienten abgestimmt sind. Wenn ein Patient

z. B. bestimmte Übungen als repetitiv oder langweilig empfindet, können diese angepasst oder durch andere, anregendere Aktivitäten ersetzt werden, wobei die Rehabilitationsziele gewahrt bleiben müssen. Auch die Einführung von spielerischen Elementen oder Technologien, wie interaktive Übungssoftware oder Geräte zur Überwachung des Fortschritts, kann das Engagement des Patienten erhöhen.

Der psychologische Aspekt der Rehabilitation darf nicht unterschätzt werden. Neben der körperlichen Betreuung muss das Behandlungsteam in der Lage sein, **Anzeichen von Entmutigung** oder Depression beim Patienten **zu erkennen.** In manchen Fällen kann die Unterstützung durch einen Psychologen oder eine Fachkraft für psychische Gesundheit erforderlich sein, um dem Patienten durch diese emotional anfällige Zeit zu helfen. Das seelische Wohlbefinden ist nämlich untrennbar mit der körperlichen Rehabilitation verbunden: Ein Patient, der sich seelisch unterstützt fühlt, ist eher in der Lage, sich voll und ganz auf die für seine Genesung erforderlichen Anstrengungen einzulassen.

Schließlich ist es von entscheidender Bedeutung, dass die Ermutigung nicht nur vom Behandlungsteam, sondern auch vom **Umfeld** des Patienten kommt. Die Angehörigen können eine entscheidende Rolle bei der Motivation spielen, indem sie ständige emotionale Unterstützung bieten und sich aktiv an bestimmten Schritten des Rehabilitationsprozesses beteiligen. Das Behandlungsteam kann die Angehörigen in die Betreuung einbeziehen, sie in bestimmten Übungen schulen oder ihnen erklären, wie sie den Patienten auf angemessene Weise ermutigen und unterstützen können. Dies stärkt das Gefühl der Einheit und Solidarität und sorgt dafür, dass sich der Patient mit den Schwierigkeiten der Rehabilitation nicht allein gelassen fühlt.

- **Vorbeugung von Gelenksteife und Muskelretraktionen**: Einfache Übungen und tägliches Management

Die **Vermeidung von Gelenkversteifungen** und **Muskelretraktionen** ist ein entscheidendes Thema bei der Behandlung von orthopädischen Patienten, insbesondere von Patienten, die längere Zeit immobilisiert waren, einen chirurgischen Eingriff oder ein Muskel-Skelett-Trauma erlitten haben. Wenn ein Gelenk ruhiggestellt wird oder die Muskeln über einen längeren Zeitraum nicht beansprucht werden, besteht die Gefahr, dass das Gelenk seine Flexibilität verliert und die Muskeln sich verkürzen oder verkümmern, was zu Steifheit und einem eingeschränkten Bewegungsumfang führt. Diese Komplikationen können die Rehabilitation verlangsamen und die Mobilität des Patienten dauerhaft beeinträchtigen. Um ihnen vorzubeugen, ist es von entscheidender Bedeutung, bereits in den ersten Tagen der Rekonvaleszenz **einfache Übungen** und ein **tägliches** Bewegungsmanagement einzubauen.

Gelenksteife tritt häufig auf, wenn das Gelenk zu lange unbeweglich ist, z. B. bei einem Gips, einer Schiene oder nach einer Operation. **Muskelretraktionen** hingegen treten auf, wenn sich die Muskeln aufgrund von Unterforderung dauerhaft zusammenziehen. Beide Phänomene können die Rehabilitation erschweren und schmerzhaft machen. Um sie zu vermeiden, ist die Einführung einer regelmäßigen Übungsroutine in Verbindung mit einer frühzeitigen Mobilisierung der Gelenke von grundlegender Bedeutung.

Eine der grundlegenden Techniken zur Vermeidung von Steifheit ist die **passive Mobilisierung**. Bei diesem Ansatz wird das Gelenk von einer Pflegekraft oder einem Physiotherapeuten sanft mobilisiert, ohne dass der Patient aktiv eingreift. Diese Übungen werden besonders in den ersten Tagen nach einer Operation oder einem Trauma empfohlen, wenn der Patient aufgrund von Schmerzen oder Muskelschwäche die Bewegungen nicht selbst ausführen kann. Durch die passive Mobilisierung wird das Gelenk geschmeidig gehalten, die Durchblutung verbessert und der Bildung von Verklebungen im umliegenden Gewebe vorgebeugt. Diese Bewegungen sind zwar passiv, stimulieren jedoch die

Muskeln und Bänder, was für die Vermeidung eines langfristigen Mobilitätsverlusts von entscheidender Bedeutung ist.

Beispielsweise können nach einer Knieoperation einfache **passive** Beuge- **und Streckübungen** durchgeführt werden, bei denen die Pflegekraft das Knie des Patienten sanft beugt und streckt und dabei die Schmerzgrenze des Patienten beachtet. Diese Art von Übung hilft, den Bewegungsradius zu erhalten und gleichzeitig das Risiko einer Gelenkversteifung zu minimieren. Auch bei einer nach einer Operation unbeweglichen Schulter können Pendelbewegungen (bei denen der Patient seinen Arm frei hängen lässt und dabei kleine Kreise vollführt) schon frühzeitig eingeleitet werden, um die Beweglichkeit des Gelenks zu erhalten, ohne die geschwächten Muskeln zu belasten.

Die **aktive assistierte Mobilisierung** kann eingeführt werden, sobald der Patient in der Lage ist, sich an den Bewegungen zu beteiligen. In dieser Phase beginnt der Patient, mit Hilfe einer Pflegekraft oder eines Physiotherapeuten Bewegungen auszuführen, wodurch die Muskeln allmählich reaktiviert werden, während die Kontrolle über das Gelenk gewährleistet ist. Dieser Ansatz ist vorteilhaft, um Muskelretraktionen vorzubeugen, da er die Muskelfasern direkt stimuliert und gleichzeitig unter Kontrolle bleibt, um unangemessene Bewegungen zu vermeiden. Beispielsweise kann einem Patienten, der sich in der Hüftrehabilitation befindet, geholfen werden, sein Bein leicht anzuheben, wobei die Pflegekraft die Bewegung begleitet, um eine Überlastung zu vermeiden.

Zweitens tritt die **aktive Mobilisierung** ein, wenn der Patient sich selbst bewegen kann. Es ist jedoch wichtig, regelmäßige und einfache Übungen zu fördern, um die Gelenke geschmeidig und die Muskeln aktiv zu halten. Diese Übungen können in den Alltag integriert werden, damit die Rehabilitation nicht als Zwang, sondern als natürlicher Prozess empfunden wird. Beispielsweise können mehrmals täglich **sanfte Dehnungsübungen** durchgeführt werden, vor allem für die Gliedmaßen, die am stärksten von Steifheit oder Einziehungen bedroht sind.

Das **Dehnen** der **Muskeln** ist eines der wirksamsten Mittel, um Schrumpfungen vorzubeugen. Regelmäßiges Dehnen sorgt dafür, dass die Muskeln ihre Länge und Flexibilität behalten, und verhindert so, dass sie sich verkürzen oder zu sehr verspannen. Diese Dehnungen können passiv mit Hilfe einer Pflegekraft oder aktiv durchgeführt werden, wenn der Patient in der Lage ist, sich selbst zu dehnen. Nach einem Armbruch ist es beispielsweise entscheidend, die Unterarmmuskulatur sanft zu dehnen, um eine Retraktion der Handgelenksbeuger zu verhindern. Ebenso sind nach einer Knie- oder Hüftoperation häufig **Dehnungsübungen für die** Hamstrings erforderlich, da diese Muskeln bei Immobilisierung dazu neigen, sich schnell zurückzuziehen.

Neben spezifischen Übungen ist es entscheidend, **einfache Maßnahmen in den Alltag** einzubauen, um steifen Gelenken und Muskelretraktionen vorzubeugen. Den Patienten zum Beispiel dazu zu ermutigen, **regelmäßig die Position zu wechseln**, ist ein einfaches und wirksames Mittel, um Stagnation in Gelenken und Muskeln zu verhindern. Einem bettlägerigen Menschen sollte geholfen werden, sich alle zwei Stunden zu drehen und zu bewegen, um Steifheit, Druckstellen und Schrumpfungen zu vermeiden. Wenn der Patient gehen kann, können selbst einige Schritte mit einer Gehhilfe positive Auswirkungen haben, indem sie die Muskeln stimulieren und die Gelenke beweglich halten.

Darüber hinaus kann auch die Verwendung von **technischen Hilfsmitteln** wie Lagerungskissen oder dynamischen Schienen sehr hilfreich sein, um Steifheit und Einziehungen zu verhindern. Diese Hilfsmittel helfen dabei, die Gelenke in funktionellen Positionen zu halten und schädliche Körperhaltungen zu begrenzen, insbesondere während Ruhephasen oder längerer Immobilisierung. Beispielsweise kann eine Handschiene verwendet werden, um die Finger in gestreckter Position zu halten und so eine Retraktion der Beugesehnen bei Ruhigstellung des Handgelenks zu verhindern.

Ein weiterer wichtiger Aspekt des täglichen Managements ist die **Flüssigkeitszufuhr und die Ernährung**. Obwohl sie oft vernachlässigt werden, spielen diese Faktoren eine Rolle bei der Erholung von Muskeln und Gelenken. Eine gute Hydratation fördert die Geschmeidigkeit des Gewebes und verringert das Risiko von Verspannungen, während eine ausgewogene Ernährung, die reich an Proteinen und wichtigen Mikronährstoffen wie Magnesium und Kalzium ist, die Regeneration von Muskeln und Gelenken unterstützt.

Schließlich ist es entscheidend, **die Schmerzen** des Patienten zu **überwachen**, da schlecht kontrollierte Schmerzen zu einer willentlichen Ruhigstellung führen können, wodurch das Risiko von Versteifungen und Einziehungen erhöht wird. Das Pflegeteam sollte eng mit dem Patienten zusammenarbeiten, um sicherzustellen, dass die Schmerzen gut kontrolliert werden, so dass der Patient voll an den Rehabilitationsübungen und den Aktivitäten des täglichen Lebens teilnehmen kann.

Kapitel 7

Die Nachsorge des Patienten zu Hause nach einem orthopädischen Eingriff

- **Koordination mit der häuslichen** Pflege: Sicherstellung einer reibungslosen Übergabe zwischen dem Krankenhaus und dem Zuhause

Die **Koordination mit der häuslichen Pflege** ist ein wesentlicher Schritt, um einen reibungslosen und sicheren Übergang zwischen der Krankenhausumgebung und der Rückkehr des Patienten nach Hause zu gewährleisten. Diese Überbrückung ist besonders wichtig in der Orthopädie, wo Patienten nach einer Operation oder der Behandlung einer Muskel-Skelett-Verletzung häufig eine kontinuierliche Betreuung, Rehabilitation und spezielle Pflege zu Hause benötigen. Eine schlecht vorbereitete Rückkehr kann nicht nur die Genesung verzögern, sondern auch das Risiko von Komplikationen erhöhen. Daher sind eine sorgfältige Planung und eine effektive Kommunikation zwischen dem Krankenhaus und der häuslichen Pflege entscheidend, um eine optimale Versorgung des Patienten in seinem persönlichen Umfeld zu gewährleisten.

Die **erste Herausforderung** bei dieser Koordination besteht darin, sicherzustellen, dass der Patient und seine Angehörigen die bevorstehende Versorgung vollständig verstehen und über alle notwendigen Informationen verfügen. Sobald die Entlassung aus dem Krankenhaus ins Auge gefasst wird, sollte eine **umfassende Bewertung der Bedürfnisse** des Patienten vorgenommen werden. Diese Beurteilung umfasst seinen Mobilitätsgrad, die Schmerzbehandlung, Rehabilitation, Wundversorgung, die Verwendung von Hilfsmitteln wie Schienen, Orthesen oder Liftern sowie mögliche Komplikationen, auf die geachtet werden muss. Sie berücksichtigt auch die notwendige Unterstützung zu Hause, wobei die verfügbaren Ressourcen berücksichtigt werden, insbesondere die Anwesenheit eines Familienhelfers oder die Notwendigkeit von Fachkräften zu Hause. Dieser Schritt ist entscheidend, um einen Bruch in der Kontinuität der Pflege zu vermeiden.

Die Krankenhausteams, zu denen Ärzte, Krankenpfleger, Physiotherapeuten und Sozialarbeiter gehören, müssen einen **detaillierten Pflegeplan** erstellen, der auf die besonderen Bedürfnisse des Patienten zu Hause zugeschnitten ist. Dieser

Pflegeplan umfasst nicht nur die Rehabilitation und die verschriebenen Behandlungen, sondern auch praktische Elemente wie Schmerzbehandlung, Überwachung von Operationswunden, Anweisungen zur Vermeidung von Komplikationen (wie Infektionen oder Thrombosen) und tägliche Übungen zur Erhaltung oder Verbesserung der Mobilität. Dieser Plan sollte den häuslichen Pflegediensten, die die Pflege nach der Entlassung des Patienten aus dem Krankenhaus übernehmen, klar mitgeteilt werden.

Die **Krankenakte** des Patienten, die Rezepte, Untersuchungen, Operationsberichte und Rehabilitationsempfehlungen enthält, muss nahtlos an die häusliche Pflege weitergeleitet werden. Dies schließt alle Informationen ein, die notwendig sind, damit die Fachkräfte zu Hause, seien es Krankenschwestern, Physiotherapeuten oder Pflegekräfte, die Betreuung ohne Brüche fortsetzen können. Wesentliche Informationen wie Anweisungen für die Rehabilitation oder den Umgang mit speziellen Hilfsmitteln (Schienen, Orthesen usw.) müssen zugänglich und detailliert sein. Diese Vermittlung ist entscheidend, um Missverständnisse oder Unklarheiten bei der Pflege zu vermeiden.

Ein oft vernachlässigter, aber grundlegender Aspekt ist die **Vorbereitung der häuslichen Umgebung**, um sicherzustellen, dass die Rückkehr des Patienten unter den besten Bedingungen erfolgt. Je nach den Bedürfnissen des Patienten **können Anpassungen in der** Wohnung erforderlich sein, z. B. die Installation eines Pflegebetts, von Haltegriffen im Badezimmer oder von Rampen, um die Fortbewegung zu erleichtern. Diese Anpassungen sollten vor der Entlassung des Patienten geplant werden, um Unfälle oder Schwierigkeiten in der häuslichen Umgebung zu vermeiden. Der ambulante Pflegedienst kann auch spezielle Hilfsmittel wie Rollstühle, Gehhilfen oder Antidekubituskissen bereitstellen, um die Sicherheit und den Komfort des Patienten zu gewährleisten.

Zur **Koordination zwischen dem Krankenhaus und den häuslichen Pflegekräften** gehört auch eine regelmäßige

Nachsorge, die bereits bei der Entlassung beginnen sollte. Durch den regelmäßigen Austausch zwischen den Teams im Krankenhaus und den Pflegekräften zu Hause kann der Pflegeplan an die Entwicklung des Patienten angepasst werden. Wenn sich beispielsweise die Rehabilitation gut entwickelt, kann es notwendig sein, die Übungen zu ändern oder die Häufigkeit der Physiotherapie zu Hause zu erhöhen. Umgekehrt müssen die Fachkräfte zu Hause bei Auftreten von Komplikationen (wie anhaltenden Schmerzen oder einer Infektion) in der Lage sein, schnell Kontakt mit den Krankenhausärzten aufzunehmen, um die Behandlung anzupassen oder gegebenenfalls eine vorübergehende Rückkehr ins Krankenhaus in Betracht zu ziehen.

Ein weiterer Schlüsselpunkt ist **die Begleitung des Patienten und seiner Angehörigen**. Die Pflegekräfte zu Hause müssen geschult und informiert sein, um den Patienten moralisch und psychologisch zu unterstützen, der oft mit Phasen des Zweifels, der Angst oder der Entmutigung konfrontiert ist, insbesondere wenn die Rehabilitation langwierig oder schmerzhaft ist. Der Übergang vom Krankenhaus nach Hause sollte nicht als Ende der Betreuung gesehen werden, sondern als eine neue Etappe, in der der Patient weiterhin unterstützt, überwacht und angeleitet wird. Diese moralische Begleitung ist umso wichtiger, je unabhängiger der Patient in sein Umfeld zurückkehrt, was manchmal ein Gefühl der Isolation oder Verletzlichkeit hervorrufen kann.

Auch die Nachsorgebesuche im Krankenhaus oder in einem Rehabilitationszentrum müssen gut organisiert und mit der häuslichen Pflege koordiniert werden. Diese Besuche ermöglichen es, die Entwicklung des Patienten zu überprüfen, die Behandlung oder Rehabilitation gegebenenfalls anzupassen und zu überprüfen, ob die häusliche Pflege mit den gesetzten Zielen übereinstimmt. Diese Termine sind entscheidend, um eine kohärente Versorgung zu gewährleisten und Brüche in der Betreuung des Patienten zu vermeiden.

Schließlich ist die **Kommunikation mit dem Patienten von** entscheidender Bedeutung, um sicherzustellen, dass er den

Pflegeplan versteht und sich voll und ganz daran hält. Er muss darüber informiert werden, welche Übungen er zu Hause durchführen kann, wie wichtig es ist, die Rehabilitation regelmäßig durchzuführen, und auf welche Warnzeichen er achten sollte. Diese Kommunikation muss klar, zugänglich und auf den einzelnen Patienten zugeschnitten sein, wobei sein Alter, sein Gesundheitszustand und seine Fähigkeit, den medizinischen Empfehlungen zu folgen, zu berücksichtigen sind. Die häusliche Pflege spielt eine entscheidende Rolle, indem sie diese Anweisungen verstärkt und den Patienten bei ihrer täglichen Anwendung unterstützt.

- **Den Patienten Selbstmanagement lehren**: Ratschläge, wie man dem Patienten helfen kann, selbstständig zu werden (Übungen, Schmerzmanagement, Hygiene)

Die **Unterweisung** des Patienten in **Selbstmanagement** ist ein wesentlicher Schritt zur Förderung seiner Selbstständigkeit und zur Gewährleistung einer nachhaltigen Genesung nach orthopädischen Eingriffen oder Traumata. Beim Selbstmanagement geht es darum, dem Patienten die Werkzeuge und das Wissen zu vermitteln, die er benötigt, um einen Teil seiner täglichen Pflege selbst zu übernehmen, sei es in Bezug auf körperliche Übungen, Schmerzmanagement oder Hygiene. Dieser Prozess ermöglicht es dem Patienten, selbst zum Akteur seiner Rehabilitation zu werden und allmählich seine Unabhängigkeit wiederzuerlangen. Um dies zu erreichen, ist es wichtig, ihm **praktische Ratschläge** und Strategien anzubieten, die er leicht in seine tägliche Routine integrieren kann.

Einer der ersten Aspekte des Selbstmanagements ist die Durchführung **regelmäßiger körperlicher Übungen** zu Hause. Nach einem orthopädischen Eingriff spielt die Rehabilitation eine Schlüsselrolle bei der Wiedererlangung von Mobilität und Muskelkraft. Damit die Übungen wirksam sind, ist es wichtig, dem Patienten beizubringen, wie er sie ohne ständige Aufsicht richtig ausführt und dabei seine Fähigkeiten und Grenzen respektiert. Beim Unterrichten sollte die Pflegekraft oder der Physiotherapeut zunächst jede Übung **demonstrieren** und den Patienten dann bei der Durchführung begleiten, um sicherzustellen, dass er die Bewegungen korrekt und ohne Verletzungsrisiko ausführt.

Die verschriebenen Übungen sollten einfach und an die Fähigkeiten des Patienten angepasst sein. Für einen Patienten mit einem künstlichen Kniegelenk sind z. B. leichte **Beuge- und Streckübungen**, die mehrmals täglich durchgeführt werden, von entscheidender Bedeutung, um Gelenksteifheit zu vermeiden. Es ist entscheidend, dass der Patient versteht, dass diese Übungen nicht schmerzhaft sein müssen, sondern dass sie anfangs ein gewisses Unbehagen verursachen können, was normal ist. Wichtig ist, dass der Patient bei den Übungen motiviert und regelmäßig bleibt, denn Beständigkeit ist der Schlüssel zur Wiedererlangung der Beweglichkeit. Progressive Übungen mit klaren Zielen helfen auch dabei, seine Fortschritte zu verfolgen, und stärken so sein Selbstvertrauen.

Um den Patienten zu ermutigen, sich an der Rehabilitation zu beteiligen, kann es hilfreich sein, ihm vorzuschlagen**, die Übungen in seine tägliche Routine einzubauen**. Beispielsweise kann er Beuge- und Streckbewegungen durchführen, wenn er auf einem Stuhl sitzt, oder nach jeder Mahlzeit sanfte Dehnübungen machen. So soll vermieden werden, dass die Rehabilitation als belastende Aufgabe wahrgenommen wird, sondern vielmehr als natürlicher Teil des Tages. Wenn der Patient diese Handlungen in seinen Alltag integriert, kann er nach und nach seine Mobilität ohne intensive Anstrengung wiedererlangen.

Ein weiterer grundlegender Aspekt des Selbstmanagements ist der **Umgang mit Schmerzen**. Schmerzen können ein großes Hindernis für die Genesung darstellen, da sie oft die Beteiligung des Patienten an Rehabilitationsübungen oder täglichen Aktivitäten einschränken. Daher ist es von entscheidender Bedeutung, dem Patienten beizubringen, wie er proaktiv mit diesen Schmerzen umgehen kann. Das Pflegepersonal sollte dem

Patienten deutlich den Unterschied zwischen Schmerzen im Zusammenhang mit der Genesung (wie z. B. Schmerzen nach körperlicher Betätigung oder Mobilisierung) und abnormalen Schmerzen, die auf eine Komplikation hindeuten könnten (wie z. B. eine Infektion oder ein postoperatives Problem), erklären.

Zur Bewältigung der täglichen Schmerzen können verschiedene Strategien vorgeschlagen werden. Zunächst sollte der Patient über **den angemessenen Gebrauch von schmerzlindernden Medikamenten** informiert werden, insbesondere von Entzündungshemmern oder Schmerzmitteln, die vom Arzt verschrieben wurden. Es ist wichtig, dass der Patient die Dosis und die Einnahmezeiten einhält, um eine Überdosierung oder Untermedikation zu vermeiden, die seinen Komfort oder seine Erholung beeinträchtigen könnte. Zusätzlich zu den Medikamenten können auch pharmakologische-nicht **Methoden** gelehrt werden, wie z. B. die Anwendung von Kälte oder Wärme auf das schmerzende Gelenk, je nach Erholungsphase. Die Kryotherapie (Kälteanwendung) wird häufig empfohlen, um die Entzündung in den ersten Wochen nach einem Eingriff zu reduzieren, während die Thermotherapie (Wärmeanwendung) hilfreich sein kann, um die Muskeln zu entspannen und Verspannungen abzubauen.

Es können auch **Atem- und Entspannungstechniken** gelehrt werden, die dem Patienten helfen, Schmerzen besser zu tolerieren und Ängste abzubauen. Beispielsweise können **Zwerchfellatmung** oder Meditationstechniken dabei helfen, mit Momenten starken Unbehagens umzugehen. Diese Strategien ermöglichen es dem Patienten, seine Schmerzen besser zu verstehen und zu kontrollieren, was nicht nur sein Wohlbefinden, sondern auch sein Engagement für die Rehabilitation steigert.

Ein weiterer wichtiger Aspekt des Selbstmanagements ist die **Hygiene**, insbesondere nach einer Operation oder längerer Immobilisierung. Der Patient sollte darin geschult werden, seine Wundversorgung selbst zu steuern, auf Anzeichen einer Infektion zu achten und eine gute allgemeine Hygiene aufrechtzuerhalten, um Komplikationen zu vermeiden. Wenn der Patient Nähte oder einen Verband hat, ist es wichtig, ihm zu erklären, wie er seine Wunde täglich pflegen muss: **Verbände wechseln, den** Bereich mit geeigneten Produkten desinfizieren und vor allem Warnzeichen erkennen (Rötung, Schwellung, Wärme, abnormaler Ausfluss), die auf eine Infektion hindeuten könnten.

Darüber hinaus ist die allgemeine Hygiene, insbesondere die Körperhygiene, für Patienten mit eingeschränkter Mobilität von entscheidender Bedeutung. Sie sollten dazu angehalten werden, ihre Haut zu pflegen, einen guten Feuchtigkeitshaushalt aufrechtzuerhalten und geeignete Körperhaltungen einzunehmen, um Druckgeschwüre oder Hautirritationen zu vermeiden, insbesondere wenn sie lange Zeit bettlägerig sind oder sitzen müssen. Die Verwendung **geeigneter Produkte** (wie Feuchtigkeitscremes oder Anti-Dekubitus-Matratzen) kann gelehrt werden, um diesen Problemen vorzubeugen. Wenn der Patient in der Lage ist, dies allein zu tun, sollte er dazu angehalten werden, **regelmäßig** zu **duschen** und seine Haut gut abzutrocknen, insbesondere in empfindlichen Bereichen.

Schließlich gehört zum Selbstmanagement auch die **tägliche Überwachung des eigenen Gesundheitszustands**. Es ist wichtig, dass der Patient sich der Anzeichen möglicher Komplikationen bewusst ist (plötzliche Schmerzen, Fieber, abnormale Schwellungen) und dass er weiß, wann und wie er sich bei Bedarf an medizinisches Fachpersonal wenden kann. Dieses Gefühl der Verantwortung und Autonomie beim Umgang mit der eigenen Gesundheit stärkt das Selbstvertrauen des Patienten und hilft ihm, sich stärker in seinen Heilungsprozess einbezogen zu fühlen.

- **Überwachung zu Hause: Anzeichen für Komplikationen, auf die Sie achten sollten**: Rötung, Fieber, abnormale Schmerzen, Mobilitätsverlust

Die **Überwachung zu Hause** nach einem orthopädischen Eingriff oder einer Muskel-Skelett-Verletzung ist ein entscheidender Schritt, um mögliche Komplikationen frühzeitig zu erkennen und eine optimale Genesung zu gewährleisten. Nach der Entlassung aus dem Krankenhaus sollte der Patient weiterhin auf bestimmte Anzeichen achten, die auf ein zugrunde liegendes Problem hinweisen könnten, z. B. **Rötung, Fieber, abnormale Schmerzen** und **Mobilitätsverlust**. Wenn man lernt, diese Signale zu erkennen, kann man schnell handeln, indem man medizinische Fachkräfte kontaktiert und so eine Verschlimmerung der Situation verhindert.

Rötungen

Rötungen im Bereich der operierten Stelle oder des betroffenen Gelenks sollten genau beobachtet werden. Eine leichte, örtlich begrenzte Rötung im Bereich der Wunde ist in den ersten Tagen nach einer Operation normal, da sie Teil des natürlichen Entzündungsprozesses ist, der mit der Heilung verbunden ist. Wenn die Rötung jedoch größer und intensiver wird oder mit **Schwellungen** und **Wärme** bei Berührung einhergeht, kann dies auf eine **Infektion** hindeuten. Eine solche Rötung, die sich über den ursprünglichen Bereich hinaus ausbreitet und eine erhöhte Empfindlichkeit aufweist, sollte sofort einem Angehörigen der Gesundheitsberufe gemeldet werden. Wenn die Infektion nicht schnell behandelt wird, kann sie die Heilung erschweren und eine Behandlung mit Antibiotika oder sogar einen weiteren Eingriff erforderlich machen.

Fieber

Fieber ist ein weiteres Symptom, auf das Sie achten sollten. In den ersten 24 Stunden nach einer Operation kann leichtes Fieber auftreten, es sollte jedoch mäßig sein und schnell abklingen.

Anhaltendes Fieber über 38 °C, das mit Schüttelfrost oder einem allgemeinen Krankheitsgefühl einhergeht, kann auf eine **systemische Infektion** oder eine lokale Infektion der Wunde oder des tieferen Gewebes, wie Knochen (Osteomyelitis) oder Gelenkprothesen, hinweisen. Das Auftreten von Fieber ist ein Warnsignal, insbesondere wenn es mehrere Tage nach dem Eingriff auftritt, und sollte dazu führen, dass Sie schnell einen Arzt aufsuchen, um weitere Untersuchungen durchführen zu lassen und ggf. die Behandlung zu ändern.

Abnormale Schmerzen

Schmerzen sind nach orthopädischen Eingriffen üblich, und ihr Auftreten wird in den ersten Tagen oder Wochen nach der Operation erwartet. Diese Schmerzen sollten jedoch einer progressiven Verbesserungskurve folgen. **Schmerzen, die sich verstärken**, **plötzlich** auftreten oder sich von den üblichen Schmerzen unterscheiden, sind ein Zeichen, das nicht übersehen werden sollte. Plötzliche, akute oder anhaltende Schmerzen können auf eine Komplikation wie eine **Infektion**, **die Luxation** einer Prothese oder eine **tiefe Venenthrombose** hindeuten, insbesondere nach Eingriffen an den unteren Extremitäten. Schmerzen in der Wade beispielsweise, die mit Schwellungen und Rötungen einhergehen, können auf die Bildung eines Blutgerinnsels hinweisen, ein Zustand, der dringend ärztlich behandelt werden muss.

Außerdem sollten Sie unbedingt auf **Ruheschmerzen oder Schmerzen** achten, die mit einem Hitzegefühl oder Pulsieren einhergehen, da sie ein zugrunde liegendes Problem widerspiegeln können, das ein rasches Eingreifen erfordert.

Verlust der Mobilität

Ein weiteres wichtiges Zeichen, auf das Sie achten sollten, ist der **Verlust der Mobilität**. Nach einem Eingriff wird aufgrund von

Schmerzen und Steifheit eine Einschränkung der Beweglichkeit erwartet, die sich jedoch mit der Zeit, insbesondere durch Rehabilitation, verbessern sollte. Wenn der Patient eine **plötzliche Einschränkung der Beweglichkeit** oder eine **übermäßige Steifheit** bemerkt, die sich verschlimmert, kann dies auf eine **Gewebeverklebung, eine Prothesenluxation** oder eine **Flüssigkeitsansammlung**(wie ein Hämatom oder ein Gelenkerguss) hindeuten, die das Gelenk an der ordnungsgemäßen Funktion hindert. Diese Art von Komplikation sollte umgehend von einer medizinischen Fachkraft beurteilt werden, da eine frühzeitige Behandlung oftmals schwerwiegendere Folgen verhindern kann.

Allgemeine Überwachung

Neben diesen spezifischen Anzeichen ist es wichtig, dass der Patient auch auf **allgemeine Anzeichen** von Unwohlsein achtet, wie **übermäßige Müdigkeit**, Appetitlosigkeit oder Atembeschwerden (Kurzatmigkeit, Brustschmerzen), die auf ernstere systemische Komplikationen wie eine Lungenembolie oder eine generalisierte Infektion hinweisen können.

Auch die **Wundversorgung** ist Teil der häuslichen Überwachung. Der Patient sollte in der Lage sein, seine Verbände nach den Anweisungen des Pflegepersonals zu wechseln und auf Anzeichen einer Infektion zu achten (abnormaler Ausfluss, Eiter, unangenehmer Geruch). Die regelmäßige Überwachung der Wunde und der damit verbundenen Anzeichen ermöglicht es, schnell zu reagieren, wenn sich eine Infektion oder eine Wundheilungsstörung entwickelt.

- **Soziale und berufliche Wiedereingliederung**: Die Rolle der Pflegekraft bei der Wiederaufnahme von Alltags- und Berufsaktivitäten

Die **soziale und berufliche Wiedereingliederung** nach einem orthopädischen Eingriff oder einem Muskel-Skelett-Unfall ist ein wesentlicher Schritt im Prozess der umfassenden Genesung. Sobald die akute Pflege- und Rehabilitationsphase vorüber ist, muss der Patient nach und nach seine **täglichen** und sozialen **Aktivitäten** und, soweit möglich, seine Arbeit wieder aufnehmen. Die Pflegekraft spielt bei diesem Übergang eine entscheidende Rolle, indem sie den Patienten nicht nur körperlich begleitet, sondern ihm auch hilft, sein Selbstvertrauen wiederzuerlangen, seine Routinen wiederherzustellen und sich an die Anforderungen seines Berufs- und Privatlebens anzupassen. Diese Zeit der **Rehabilitation** erfordert eine aufmerksame und individuelle Betreuung, damit der Patient sich wieder voll in sein Arbeitsleben eingliedern kann und dabei seine Gesundheit bewahrt.

Wiederaufnahme der täglichen Aktivitäten

Die Wiederaufnahme der **täglichen Aktivitäten** ist oft der erste Schritt zu einer erfolgreichen Wiedereingliederung. Nach einer Ruhigstellung oder Operation können selbst die einfachsten Handlungen wie Aufstehen, Anziehen oder Fortbewegen eine Herausforderung für den Patienten darstellen. Die Pflegekraft spielt in dieser Phase eine Schlüsselrolle, indem sie den Patienten anleitet, seine Selbstständigkeit schrittweise wiederzuerlangen. Dies geschieht durch **praktische Begleitung**, indem der Patient bei Aufgaben wie der Körperpflege, der Zubereitung von Mahlzeiten oder der Fortbewegung innerhalb des Hauses ermutigt und unterstützt wird.

Die Pflegekraft muss auch darauf achten, dass sie diese Aktivitäten an den Gesundheitszustand des Patienten und den Grad seiner Genesung anpasst. Nach einer Hüftprothese sollten beispielsweise bestimmte abrupte oder gefährliche Bewegungen wie das Übereinanderschlagen der Beine oder das Hocken vermieden werden, da dies zu einer Luxation führen könnte. Die Pflegekraft leitet den Patienten beim Erlernen der **richtigen Bewegungen** an, um die Rehabilitation nicht zu gefährden und gleichzeitig eine aktive Teilnahme am täglichen Leben zu ermöglichen.

Zusätzlich zu dieser physischen Begleitung spielt die Pflegekraft eine **moralisch unterstützende** Rolle, indem sie die Motivation des Patienten aufrechterhält. Der vorübergehende Verlust der Selbstständigkeit kann für viele Menschen schwer zu akzeptieren sein, was manchmal zu einem Gefühl der Frustration oder Entmutigung führt. Die Pflegekraft hilft dem Patienten durch ihre wohlwollende Präsenz und Ermutigung, seine Fortschritte zu sehen und eine positive Einstellung gegenüber der Wiederaufnahme seiner Aktivitäten aufrechtzuerhalten.

Berufliche Wiedereingliederung

Die **berufliche Wiedereingliederung** ist ein weiterer entscheidender Schritt auf dem Weg der Genesung. Die Rückkehr an den Arbeitsplatz erfordert häufig Anpassungen, sei es in Bezug auf die zu erledigenden Aufgaben, den Arbeitsrhythmus oder die Umgebung. Die Pflegekraft spielt eine wichtige Rolle bei der Vorbereitung des Patienten auf diese Wiederaufnahme, indem sie darauf achtet, dass sein körperlicher Zustand mit den **beruflichen Anforderungen** vereinbar ist.

Dies beginnt mit der Beurteilung der funktionellen Fähigkeiten des Patienten. In Zusammenarbeit mit den Physiotherapeuten und dem Arzt trägt die Pflegekraft dazu bei, festzustellen, inwieweit der Patient bereit ist, die Arbeit wieder aufzunehmen, und welche körperlichen Einschränkungen möglicherweise zu berücksichtigen sind. Beispielsweise könnte ein Patient, der schwere körperliche Arbeit verrichtet, mehr Zeit für die vollständige Erholung oder eine teilweise Wiederaufnahme der Arbeit benötigen, um eine körperliche Überlastung zu vermeiden. Die Pflegekraft ist an dieser Beurteilung beteiligt, indem sie täglich die Fähigkeiten und Fortschritte des Patienten beobachtet und diese Informationen an das medizinische Team weitergibt.

Auch die **psychologische Unterstützung** ist in dieser Phase der beruflichen Wiedereingliederung von entscheidender Bedeutung. Viele Patienten befürchten, ihren Aufgaben nicht mehr gewachsen zu sein oder ihre volle körperliche Leistungsfähigkeit nicht wiederzuerlangen. Der Pfleger kann ihnen durch seine Begleitung helfen, diese Sorgen zu überwinden, indem er ihr Selbstvertrauen stärkt und die erzielten Fortschritte hervorhebt. Der Patient wird ermutigt, seine beruflichen Tätigkeiten allmählich wieder aufzunehmen, wobei er sich auf die in der Rehabilitation erworbenen Fähigkeiten stützt und Bewegungen oder Anstrengungen vermeidet, die seine Genesung behindern könnten.

In einigen Fällen ist eine **Anpassung des Arbeitsplatzes** erforderlich. Die Pflegekraft kann eine Vermittlerrolle einnehmen, indem sie die Bedürfnisse des Patienten dem Arbeitgeber oder den auf Ergonomie spezialisierten Teams mitteilt. Dabei geht es z. B. um die Organisation eines Arbeitsplatzes, der an eine eingeschränkte Mobilität angepasst ist, oder um die Anpassung der Arbeitszeiten, um eine schrittweise Wiederaufnahme der Arbeit zu ermöglichen. Diese Koordinationsarbeit trägt dazu bei, ein Arbeitsumfeld zu schaffen, das mit der Rehabilitation vereinbar ist, und sorgt dafür, dass sich der Patient weder überlastet noch ausgeschlossen fühlt.

Autonomie und Vertrauen fördern

Eine der wichtigsten Aufgaben der **Pflegekraft** bei der Wiedereingliederung ist es, die **Selbstständigkeit** des Patienten **zu fördern.** Die Wiederaufnahme der täglichen und beruflichen Aktivitäten sollte nicht als Zwang, sondern als notwendiger Schritt in Richtung Unabhängigkeit angesehen werden. Die Pflegekraft achtet darauf, dass der Patient Akteur seines eigenen Rehabilitationsprozesses ist, indem sie ihm schrittweise die Verantwortung für Aufgaben überträgt, die er allein bewältigen kann. Beispielsweise kann der Pfleger den Patienten anfangs bei bestimmten Aufgaben begleiten und ihn diese dann nach und nach selbstständig ausführen lassen. Diese Methode hilft dem

Patienten, das Vertrauen in seine körperlichen Fähigkeiten wiederzuerlangen und sich die alltäglichen Handlungen wieder anzueignen.

Darüber hinaus spielt die Pflegekraft eine wesentliche Rolle bei der Vermeidung von **Rückfällen** oder Komplikationen. Indem er den Gesundheitszustand des Patienten bei der Wiederaufnahme von Aktivitäten überwacht, kann er Anzeichen von Müdigkeit, abnormalen Schmerzen oder Mobilitätsverlust erkennen, die eine Anpassung des Rehabilitationsprogramms oder der beruflichen Aufgaben erforderlich machen könnten. Durch diese Überwachung hilft der Pflegehelfer, Überanstrengungen zu vermeiden, die die Genesung gefährden könnten.

Soziale Wiedereingliederung

Schließlich ist die **soziale Wiedereingliederung** ein oft vernachlässigter, aber ebenso wichtiger Aspekt. Patienten, die lange Zeit immobilisiert waren oder sich einem schweren Eingriff unterziehen mussten, können sich sozial isoliert fühlen, insbesondere wenn sie von ihren Angehörigen oder ihren üblichen sozialen Aktivitäten entfremdet wurden. Der Pflegende kann die Wiederaufnahme **sozialer Interaktionen** fördern, indem er Ausflüge, Besuche von Angehörigen oder die Teilnahme an geeigneten Aktivitäten unterstützt. Auf diese Weise hilft er dem Patienten, ein soziales Gleichgewicht wiederzufinden, das zu seinem psychologischen Wohlbefinden und seiner Motivation beiträgt.

Kapitel 8

Die Entwicklung des Berufs des Orthopädiepflegers

- **Technologische Fortschritte in der Orthopädie**: Roboterchirurgie, 3D-Bildgebung, neue Prothesen

Technologische Fortschritte in der Orthopädie haben dieses medizinische Fachgebiet in den letzten Jahrzehnten verändert. Sie ermöglichen präzisere Eingriffe, eine schnellere Genesung der Patienten und nachhaltigere Lösungen für Probleme des Bewegungsapparats. Zu diesen Innovationen gehören die **Roboterchirurgie**, die **3D-Bildgebung** und die Entwicklung **neuer Prothesen**, die die Grenzen dessen, was in der orthopädischen Versorgung möglich ist, erweitert haben. Zusammen revolutionieren diese Fortschritte die Art und Weise, wie Chirurgen an die Behandlung herangehen, und tragen zu einer besseren Lebensqualität der Patienten bei.

Robotergestützte Chirurgie

Die robotergestützte **Chirurgie** ist eine der bedeutendsten Entwicklungen in der Orthopädie. Sie beruht auf dem Einsatz von Operationsrobotern, die den Chirurgen bei der Durchführung komplexer Verfahren mit höchster Präzision unterstützen. In der Orthopädie wird diese Technologie vor allem für den **Gelenkersatz** wie Knie- und Hüftprothesen sowie für bestimmte Operationen an der Wirbelsäule eingesetzt. Operationsroboter, wie das **MAKO-** oder **ROSA-System**, ermöglichen eine Optimierung der Präzision des chirurgischen Eingriffs bei gleichzeitiger Minimierung menschlicher Fehler.

Diese computergestützten Systeme sind in der Lage, ultrapräzise Bewegungen auszuführen und dem Chirurgen bei der millimetergenauen Planung des Eingriffs zu helfen. Vor der Operation werden gescannte Bilder des Gelenks des Patienten verwendet, um ein **3D-Modell** zu erstellen. So kann der Chirurg die genaue Positionierung der Implantate oder Prothesen an die spezifische Morphologie des Patienten anpassen. Während des Eingriffs hilft der Roboter dabei, die Instrumente mit einer Genauigkeit zu führen, die menschliche Hände allein kaum erreichen könnten. Dadurch werden Schäden am umliegenden Gewebe minimiert, Blutungen verringert und eine perfekte

Ausrichtung der Prothesen gewährleistet, was ein Schlüsselfaktor für ihre Langlebigkeit ist.

Einer der Vorteile der robotergestützten Chirurgie ist, dass sie **postoperative Komplikationen reduziert** und die Genesung beschleunigt. Indem sie die chirurgische Invasion einschränkt und die Präzision des Eingriffs erhöht, trägt diese Technologie zu einer schnelleren Genesung mit weniger Schmerzen und einem geringeren Infektionsrisiko bei. Für die Patienten bedeutet dies eine schnellere Rückkehr zur Mobilität und zum täglichen Leben.

3D-Bildgebung

Die **3D-Bildgebung** hat auch die Orthopädie verändert, insbesondere in den Phasen der Diagnose und der Operationsplanung. Dank Technologien wie **3D-CT** oder **3D-MRT** ist es nun möglich, Muskel- und Skelettstrukturen in außergewöhnlicher Detailgenauigkeit darzustellen. Im Gegensatz zur herkömmlichen 2D-Bildgebung bietet die dreidimensionale Bildgebung einen vollständigen Überblick über Knochen, Gelenke und Weichgewebe und ermöglicht so eine genauere Diagnose von komplexen Frakturen, Gelenkdeformationen oder strukturellen Anomalien.

Diese höhere Genauigkeit ist besonders hilfreich bei der Planung komplexer Operationen, wie **Knochenreparaturen** oder **Gelenkersatz**. Beispielsweise kann vor einem Eingriff für eine Knieprothese ein 3D-Modell des Gelenks verwendet werden, um den Eingriff zu simulieren und den besten Winkel für die Implantation der Prothese sowie die ideale Größe und Form der Prothese zu bestimmen. Auf diese Weise können Chirurgen potenzielle Schwierigkeiten vorhersehen und den Eingriff auf jeden Patienten individuell abstimmen.

Die 3D-Bildgebung wird auch bei der **Gestaltung von maßgefertigten Prothesen** eingesetzt, ein weiterer großer Fortschritt. Mithilfe dieser Technologie ist es möglich, Prothesen herzustellen, die perfekt auf die Anatomie des Patienten abgestimmt sind, was die Verträglichkeit und den langfristigen Tragekomfort verbessert. Diese maßgefertigten Prothesen ermöglichen eine bessere Integration mit dem natürlichen Gewebe, wodurch ihre Haltbarkeit erhöht und das Risiko von Komplikationen verringert wird.

Neue Prothesen

Die **neuen Generationen von Prothesen** stellen einen weiteren großen Fortschritt in der Orthopädie dar. In den letzten Jahrzehnten haben Forschung und Innovation zur Entwicklung von Prothesen geführt, die stärker, flexibler und besser an die Anatomie des jeweiligen Patienten angepasst sind. Diese Fortschritte betreffen nicht nur die für Prothesen verwendeten **Materialien**, sondern auch ihr **Design** und ihre **Funktionalität**.

Die Materialien für Prothesen haben sich erheblich weiterentwickelt, von einfachen **Metallen** und Kunststoffen hin zu **fortschrittlichen Metalllegierungen**, **Keramiken** und **Verbundwerkstoffen**, die stärker und biokompatibel **sind**. Diese Materialien verringern das Risiko von Verschleiß, einer häufigen Ursache für erneute Eingriffe, und verbessern die Haltbarkeit der Implantate. Beispielsweise sind **Keramikprothesen** wesentlich langlebiger als herkömmliche Metallprothesen, mit einem geringeren Risiko von Entzündungen oder Abstoßungsreaktionen. Verbundwerkstoffe wiederum sind leicht, aber äußerst stabil, weshalb sie sich besonders für Hüft- oder Knieprothesen eignen.

Außerdem haben Fortschritte bei der **Konstruktion von** Prothesen dazu geführt, dass funktionellere Modelle entwickelt werden, die die natürliche Bewegung des Gelenks realistischer nachahmen. Knieprothesen beispielsweise werden nun so konstruiert, dass sie die Dreh- und Beugebewegungen des menschlichen Knies so gut wie möglich nachahmen. Diese sogenannten "biomimetischen" Prothesen sind so angepasst, dass sie die Stabilität und den Komfort des Patienten bei alltäglichen Bewegungen verbessern und so langfristig eine höhere Lebensqualität bieten.

Schließlich beginnt das Aufkommen intelligenter oder **vernetzter** Prothesen, die Herangehensweise an die postoperative Pflege zu verändern. Diese mit intelligenten **Sensoren** ausgestatteten Prothesen können die Bewegungen und Aktivitäten des Patienten in Echtzeit überwachen und Informationen an das Pflegepersonal senden, um die medizinische Nachsorge anzupassen. So können Komplikationen verhindert, die Abnutzung des Implantats überwacht und die Rehabilitation an die Leistung und Bedürfnisse des Patienten angepasst werden.

- **Der** Pflegehelfer **angesichts von Innovationen**: Wie man sich anpasst und ständig weiterbildet

Angesichts der **technologischen Innovationen**, die die Orthopädie verändern, entwickelt sich auch die Rolle des Pflegehelfers weiter. Mit dem Aufkommen von Technologien wie **Roboterchirurgie**, **3D-Bildgebung** und **neuen Prothesen** wird die Patientenversorgung immer technischer und erfordert eine **ständige Anpassung** der Kompetenzen. Um leistungsfähig zu bleiben und eine optimale Pflegequalität zu bieten, muss die Pflegekraft **sich ständig weiterbilden**, um diese neuen Praktiken zu beherrschen und die Patienten bei ihrer Rehabilitation und Genesung bestmöglich zu begleiten.

Technologische Innovationen verstehen

Einer der ersten Schritte, die ein Pflegehelfer angesichts von Innovationen unternimmt, besteht darin, ein **Verständnis für die neuen Technologien zu** entwickeln, die die Pflege in der Orthopädie verändern. Das bedeutet nicht, dass sie alle technischen Aspekte der von Chirurgen eingesetzten Hilfsmittel wie Roboter oder 3D-Bildgebungssoftware beherrschen muss, aber es ist entscheidend, dass sie versteht, **wie sich diese auf die tägliche Pflege auswirken**. Beispielsweise ermöglicht die Roboterchirurgie eine größere Präzision bei Eingriffen, was zu einer **schnelleren Genesung** und veränderten Protokollen für die postoperative Pflege führen kann. Die Pflegekraft muss in der Lage sein, sich an diese Veränderungen anzupassen, um den Patienten entsprechend den neuen Anforderungen zu betreuen.

Im Fall von **intelligenten** oder vernetzten Prothesen, die in der Lage sind, Echtzeitinformationen über die Mobilität des Patienten zu übermitteln, kann der Pfleger eine Schlüsselrolle bei der Überwachung und Verwaltung der Daten spielen. Er muss daher im Umgang mit diesen Hilfsmitteln geschult sein, verstehen, wie die von den Sensoren gelieferten Informationen zu interpretieren sind, und in der Lage sein, effektiv mit dem medizinischen Team über die notwendigen Anpassungen an die Leistung des Patienten zu kommunizieren.

Weiterbildung: ein Muss

Mit der raschen Entwicklung von Techniken und Ausrüstungen wird die **ständige Weiterbildung** für die Pflegehilfe zu einem Muss. Es reicht nicht mehr aus, sich zu Beginn seiner Karriere einmalig weiterzubilden: Innovationen erfordern eine regelmäßige Aktualisierung der Fähigkeiten. **Professionelle Schulungen** oder **spezielle Workshops** ermöglichen es den Pflegehelfern, immer auf dem neuesten Stand der neuen Pflegepraktiken zu bleiben, sei es die Verwendung neuer Prothesen, Rehabilitationsgeräte oder postoperative Pflegeprotokolle.

Beispielsweise ermöglichen spezielle Schulungen **zu Liftervorrichtungen** oder Techniken zur Patientenhandhabung, die an die neuen Technologien angepasst sind, den Pflegekräften, die Patienten sicherer und effizienter zu betreuen. Der Erwerb von **Ergonomiekenntnissen** ist ebenfalls wichtig, da die Weiterentwicklung der Geräte häufig eine Anpassung der Gesten und Körperhaltungen erfordert, um Muskel-Skelett-Erkrankungen bei Pflegekräften zu vermeiden.

In einem multidisziplinären Team arbeiten

Durch die Einbeziehung technologischer Innovationen in die orthopädische Pflege wird es für den Pflegehelfer immer wichtiger, in einem **multidisziplinären Team** zu arbeiten. Er wird zu einem wichtigen Glied in der Koordination der Pflege zwischen Chirurgen, Physiotherapeuten, Krankenpflegern und biomedizinischen Ingenieuren. Der Krankenpflegehelfer muss in der Lage sein, **effektiv** mit diesen verschiedenen Berufsgruppen zu **kommunizieren**, die von Ärzten oder Physiotherapeuten festgelegten Ziele zu verstehen und sie in seine täglichen Handlungen am Patienten umzusetzen.

Die Zusammenarbeit zwischen den Mitgliedern des Pflegeteams ist umso wichtiger, als Innovationen wie intelligente Prothesen oder Geräte zur Echtzeitüberwachung eine genaue Überwachung erfordern. Es kann erforderlich sein, dass die Pflegekraft Schlüsselinformationen über den Zustand des Patienten weitergibt, Anomalien oder Komplikationen meldet und ihre Pflege entsprechend den gegebenen Anweisungen anpasst.

Begleitung des Patienten bei der Einführung neuer Technologien

Eine der Schlüsselrollen der Pflegekraft angesichts von Innovationen besteht darin, **den Patienten** bei der Nutzung neuer Technologien **zu begleiten** und ihm zu helfen, deren Auswirkungen auf seine Rehabilitation und sein tägliches Leben zu verstehen. Patienten können manchmal besorgt oder verwirrt sein, wenn sie mit technologischen Geräten konfrontiert werden, mit denen sie nicht vertraut sind. Beispielsweise kann die Verwendung von intelligenten Prothesen oder Fernüberwachungsgeräten für manche einschüchternd wirken.

Die Pflegekraft muss in der Lage sein, den Patienten diese Technologien auf **einfache Weise zu erklären**, sie hinsichtlich ihrer Nutzung zu beruhigen und ihnen zu zeigen, wie diese

Innovationen zur Verbesserung ihrer Genesung beitragen. Dies geschieht durch konkrete Demonstrationen, wie z. B. die Begleitung bei der Verwendung einer Prothese oder eines vernetzten Rehabilitationsgeräts, wobei die Vorteile in Bezug auf Überwachung und Komfort erläutert werden. Indem er zuhört und die Fragen des Patienten beantwortet, übernimmt der Pfleger die Rolle eines Vermittlers zwischen Technologie und Mensch.

Entwicklung von Fähigkeiten in den Bereichen Datenmanagement und Technologie

Mit dem Aufkommen von vernetzten Gesundheitstechnologien und intelligenten Prothesen muss der Pflegehelfer auch **Fähigkeiten im Bereich Datenmanagement entwickeln**. Diese Geräte sammeln häufig Informationen über den Gesundheitszustand und die Mobilität des Patienten, sei es durch in die Prothesen integrierte Sensoren oder durch Fernüberwachungsplattformen.

Die Pflegekraft muss wissen, wie sie diese Hilfsmittel einsetzt, die übertragenen Daten interpretiert und wann sie andere Mitglieder des Pflegeteams alarmieren muss, wenn Anomalien festgestellt werden. Wenn z. B. eine intelligente Prothese Signale sendet, die auf eine plötzliche Einschränkung der Mobilität oder abnormale Schmerzen hinweisen, muss die Pflegekraft in der Lage sein, schnell zu reagieren, die Ärzte zu informieren und die Pflege entsprechend anzupassen.

- **Karriereaussichten in der Orthopädie**: Spezialisierung, Weiterbildung und berufliche Anerkennung
Die **Berufsaussichten in der Orthopädie** sind reich und vielfältig und bieten zahlreiche Möglichkeiten zur Spezialisierung, Weiterbildung und beruflichen Anerkennung.

Diese Fachrichtung, die sich dank des technologischen und wissenschaftlichen Fortschritts ständig weiterentwickelt, ermöglicht es Gesundheitsfachkräften, insbesondere Krankenpflegehelfern, spezifische Fähigkeiten zu entwickeln und in technisch anspruchsvollere und wertvollere Rollen zu schlüpfen. Eine Karriere in der Orthopädie eröffnet den Weg zu **spannenden Spezialisierungen**, unerlässlicher Weiterbildung, um mit Innovationen Schritt zu halten, und wachsender **beruflicher Anerkennung** innerhalb des medizinischen Sektors.

Spezialisierung auf Orthopädie

Die Orthopädie ist ein großes und komplexes Fachgebiet, das sowohl **Chirurgie** als auch **Rehabilitation** umfasst und gleichzeitig eine individuelle Betreuung der Patienten erfordert. Krankenpflegehelfer/innen können sich, wie andere Gesundheitsfachkräfte auch, je nach ihren Interessen und Fähigkeiten auf verschiedene Aspekte dieses Fachgebiets spezialisieren.

Eine erste Spezialisierungsoption betrifft die **postoperative Rehabilitation**. Patienten, die sich Eingriffen wie Gelenkprothesen, Bänderreparaturen oder Wirbelsäulenoperationen unterzogen haben, benötigen während ihrer Rehabilitation eine enge Betreuung. Krankenpflegehelfer/innen können sich auf die Betreuung dieser Patienten spezialisieren, indem sie eng mit Physiotherapeuten und Ärzten zusammenarbeiten, um die körperliche Genesung zu unterstützen. Diese Spezialisierung erfordert solide Kenntnisse von Mobilisierungstechniken, Rehabilitationsübungen und ein tiefgreifendes Verständnis der Heilungsprozesse von Muskeln und Gelenken.

Ein weiterer Weg der Spezialisierung ist die **Assistenz in der orthopädischen Chirurgie**. Krankenpflegehelfer können sich dazu ausbilden lassen, den Chirurgen im Operationssaal direkt zu assistieren, indem sie die Ausrüstung vorbereiten, die Sterilisation sicherstellen und für einen reibungslosen Ablauf der Verfahren sorgen. In dieser Rolle wird die Krankenpflegehelferin/der Krankenpflegehelfer zu einer Schlüsselfigur im Chirurgenteam, die/der an hochmodernen orthopädischen Eingriffen wie Roboterchirurgie, Gelenkersatz oder dem Einsetzen komplexer prothetischer Geräte beteiligt ist.

Krankenpflegehelfer/innen können sich auch für eine Spezialisierung in der **orthopädischen Wundversorgung** und im Umgang mit **orthopädischen Hilfsmitteln** (Gipsverbände, Schienen, Orthesen) entscheiden. Diese speziellen Fähigkeiten ermöglichen es ihnen, eine entscheidende Rolle bei der Überwachung von postoperativen Wunden, der Behandlung möglicher Komplikationen wie Infektionen und der Begleitung der Patienten bei der Handhabung von Stabilisierungs- und Stützvorrichtungen zu spielen.

Weiterbildung

Um sich im Bereich der Orthopädie **weiterzuentwickeln**, ist eine **ständige Weiterbildung** unerlässlich. Die Technologien entwickeln sich schnell weiter, ebenso wie die Pflege- und Rehabilitationstechniken. Krankenpflegehelfer, die sich voll in ihre Karriere einbringen möchten, müssen sich daher über die neuesten Entwicklungen auf dem Laufenden halten. Dies kann durch **spezielle Ausbildungen** geschehen, in denen man sich höhere Fachkenntnisse aneignet oder sich mit neuen Technologien wie der Operationsrobotik oder der 3D-Bildgebung vertraut macht.

Krankenhäuser und Rehabilitationszentren bieten häufig interne **Schulungsworkshops** an, aber es gibt auch externe Schulungen mit Zertifikatsabschluss, die Gesundheitsfachkräften die Möglichkeit geben, ihre Kompetenzen zu erweitern. Die Technologien des vernetzten Gesundheitswesens beispielsweise erfordern eine **schnelle Anpassung der** Pflegekräfte. Sie müssen lernen, digitale Hilfsmittel zu nutzen, um den Gesundheitszustand der Patienten in Echtzeit zu überwachen oder die häusliche Pflege anhand der gesammelten Daten anzupassen.

Parallel dazu wird die **Ergonomieausbildung** für Pflegehilfskräfte in der Orthopädie immer relevanter, da sie häufig mit der Betreuung von Patienten mit eingeschränkter Mobilität konfrontiert sind. Die Fähigkeit, technische Hilfsmittel wie Lifter oder Transferstühle zu bedienen und die richtige Körperhaltung zur Vermeidung von Muskel-Skelett-Erkrankungen zu kennen, ist unerlässlich, um sicher zu arbeiten und gleichzeitig den Patienten die bestmögliche Pflege zukommen zu lassen.

Berufliche Anerkennung

Die Bemühungen, sich zu spezialisieren und weiterzubilden, werden häufig mit einer höheren **beruflichen Anerkennung** belohnt. In der Orthopädie, wie auch in anderen medizinischen Bereichen, zeigt sich diese Anerkennung in Form von beruflichen Aufstiegsmöglichkeiten, erweiterten Verantwortlichkeiten und größerer Autonomie bei der Patientenbetreuung. Pflegehilfskräfte, die sich auf technische Bereiche wie Operationsassistenz oder Rehabilitation spezialisiert haben, können Schlüsselrollen innerhalb der medizinischen Teams übernehmen und so zu Referenten für ihre Kollegen oder zu bevorzugten Ansprechpartnern für die Patienten werden.

Darüber hinaus können diese Fachkräfte durch die Aufwertung von Ausbildung und Erfahrung **erweiterte Verantwortlichkeiten** in der Pflegeverwaltung, der Überwachung von Medizinprodukten oder der Beaufsichtigung der postoperativen Pflege erhalten. Einige Pflegehilfskräfte können je nach Ausbildung und Erfahrung in die Position eines **Referenten für orthopädische Pflege** aufsteigen und so die Koordination zwischen den verschiedenen Gesundheitsfachkräften und die Kontinuität der Pflege sicherstellen, sei es im Krankenhaus oder zu Hause.

Diese Anerkennung kann auch über den Zugang zu spezifischen **Zertifizierungen** erfolgen, die fortgeschrittene Kompetenzen in bestimmten Bereichen der Orthopädie bescheinigen. Diese Zertifizierungen, die manchmal nach jahrelanger Erfahrung oder zusätzlicher Ausbildung erworben werden, sind nicht nur ein Qualitätsmerkmal für den Arbeitgeber, sondern auch ein Mittel für die Pflegekraft, um ihre Fähigkeiten aufzuwerten und Zugang zu besser bezahlten und aufgewerteten Rollen zu erhalten.

Schließlich steigt mit den sich ändernden Bedürfnissen im Bereich der orthopädischen Versorgung auch die **Nachfrage nach qualifizierten Fachkräften**, was spezialisierten Pflegehilfskräften eine größere **Arbeitsplatzsicherheit** und bessere Entwicklungsmöglichkeiten bietet. Sie werden zu unverzichtbaren Akteuren in der orthopädischen Versorgungskette, sowohl im Krankenhaus als auch in Rehabilitationszentren oder bei der häuslichen Pflege.

- **Die Zukunft der orthopädischen Fernrehabilitation und -nachsorge**: Die Rolle der Telemedizin und von Nachsorge-Apps

Die **Zukunft der orthopädischen Rehabilitation und Nachsorge** erfährt dank der Fortschritte in der **Telemedizin** und der **Anwendungen zur Fernnachsorge** einen großen Wandel. Diese technologischen Innovationen eröffnen neue Perspektiven für Patienten, Pfleger und Gesundheitsfachkräfte, indem sie die Rehabilitation zugänglicher, individueller und reaktionsfähiger machen. Mithilfe von vernetzten Geräten, Fernkonsultationen und Nachsorgeanwendungen wird es möglich, die Fortschritte der Patienten zu überwachen, die Behandlung in Echtzeit anzupassen und die Betreuung zu verstärken, selbst nach der Entlassung aus dem Krankenhaus oder der Rehabilitationseinrichtung. Die Rolle der Telemedizin und der digitalen Hilfsmittel wird daher in der Zukunft der orthopädischen Versorgung eine zentrale Rolle spielen.

Telemedizin: Konsultation und Rehabilitation aus der Ferne

Die **Telemedizin**, bei der Patienten über digitale Plattformen medizinische Fachkräfte aus der Ferne konsultieren können, hat im orthopädischen Bereich einen enormen Aufschwung genommen. Sie hat sich als besonders nützlich für Patienten erwiesen, die in ländlichen oder abgelegenen Gebieten leben, oder für Patienten, die aufgrund ihres körperlichen Zustands Schwierigkeiten haben, sich zu bewegen. Dank der Fernkonsultationen können die Patienten eine regelmäßige Nachsorge in Anspruch nehmen, ohne häufig eine Gesundheitseinrichtung aufsuchen zu müssen.

Im Rahmen der **orthopädischen Rehabilitation** ermöglicht die Telemedizin, die Patienten während des gesamten Heilungsprozesses zu begleiten. Physiotherapeuten und Ärzte können aus der Ferne die Entwicklung des Patienten verfolgen, seine Übungen korrigieren und die Rehabilitationsprotokolle entsprechend den beobachteten Fortschritten anpassen. Durch Videokonsultationen können die Ärzte sehen, wie der Patient seine Bewegungen ausführt, mögliche Haltungsfehler erkennen und schnell eingreifen, um Komplikationen oder schlechte Angewohnheiten zu vermeiden.

Die **Flexibilität**, die die Telemedizin bietet, ist ein Vorteil für die Patienten. Sie können ihre Nachsorgetermine nach ihrem Terminkalender planen, die Fahrtzeiten verkürzen und ihre Rehabilitation bequem von zu Hause aus fortsetzen. Die bessere Erreichbarkeit fördert auch eine **bessere Einhaltung** der Rehabilitationsprogramme, da die Patienten weniger wahrscheinlich Termine versäumen oder ihre Behandlung aufgrund logistischer Einschränkungen unterbrechen müssen.

Tracking-Anwendungen und verbundene Geräte

Orthopädische Tracking-Anwendungen und **vernetzte Geräte** sind auf dem Vormarsch und verändern die Art und Weise, wie Gesundheitsfachkräfte und Patienten mit dem Rehabilitationsprozess interagieren. Mit diesen Hilfsmitteln können **Echtzeitdaten** über die Mobilität, Bewegung und Leistung des Patienten **gesammelt** werden, sodass jederzeit ein genauer Überblick über seinen Gesundheitszustand möglich ist.

Beispielsweise können **intelligente Prothesen** oder in Orthesen integrierte Sensoren die Häufigkeit und den Umfang der Bewegungen einer Gliedmaße messen, sodass der Physiotherapeut die Übungen anpassen oder mögliche Anzeichen von Ermüdung oder Komplikationen erkennen kann. Diese Technologien liefern **objektive** und quantitative **Daten** über den Fortschritt des Patienten, was eine noch genauere Anpassung der Rehabilitation ermöglicht.

Mobile Apps bieten eine Plattform für die Interaktion zwischen Patienten und Gesundheitspersonal. Sie ermöglichen es dem Patienten, seine Fortschritte zu verfolgen, sich an die Durchführung der Übungen erinnern zu lassen und seine Gefühle nach jeder Sitzung festzuhalten. Die Apps können auch Videos oder Tutorials enthalten, die den Patienten an die richtigen Schritte erinnern und so sicherstellen, dass er die Anweisungen befolgt. Für das Pflegepersonal bieten diese Plattformen einen sofortigen Zugriff auf die Patientendaten, was eine kontinuierliche und reaktionsschnelle Betreuung auch aus der Ferne erleichtert.

Individuelle und reaktionsschnelle Betreuung

Einer der Hauptvorteile von **Fernüberwachungsanwendungen** ist die **Personalisierung** der Behandlung. Mithilfe von Telemedizin und vernetzten Geräten können Gesundheitsfachkräfte die Rehabilitationsprogramme auf der Grundlage der in Echtzeit gesammelten Daten anpassen. Wenn ein Patient Schwierigkeiten mit einer bestimmten Übung hat, kann das Programm geändert werden, ohne auf die nächste Präsenzkonsultation warten zu müssen. Diese Reaktionsfähigkeit ermöglicht es, Probleme schnell zu beheben, die Wirksamkeit der Pflege zu verbessern und das Risiko von Komplikationen oder einer Stagnation der Genesung zu verringern.

Die Apps ermöglichen auch die **Überwachung von Warnzeichen** wie Schmerzen, verminderte Mobilität oder das Auftreten von Schwellungen. Patienten können diese Symptome direkt über die App melden, und das medizinische Fachpersonal kann schnell reagieren, indem es die Behandlung anpasst oder bei Bedarf eine Präsenzkonsultation anfordert. Diese kontinuierliche Überwachung erhöht die Patientensicherheit, da sie ein **frühzeitiges Eingreifen** bei Problemen ermöglicht, und stärkt gleichzeitig das **Vertrauen** des Patienten in den Rehabilitationsprozess.

Rolle von Pflegehelfern und Physiotherapeuten

In diesem Zusammenhang verändert sich auch die Rolle von **Pflegehelfern** und **Physiotherapeuten**. Diese Berufsgruppen werden zu **wichtigen Ansprechpartnern** bei der Begleitung von Patienten mithilfe von Technologie. Sie müssen diese digitalen Hilfsmittel nicht nur beherrschen, sondern auch den Patienten helfen, sie in ihren Alltag zu integrieren, insbesondere denjenigen, die mit neuen Technologien weniger vertraut sind.

Pflegekräfte können eine wichtige Rolle bei der **Schulung** der Patienten im Umgang mit Apps oder vernetzten Geräten spielen, indem sie ihnen erklären, wie sie ihre Fortschritte verfolgen, Komplikationen melden oder ihre Übungen entsprechend den Anweisungen anpassen können. Sie sind auch dazu da, die Patienten zu ermutigen, trotz der Entfernung **engagiert und motiviert** an ihrer Rehabilitation festzuhalten, indem sie das Vertrauensverhältnis zwischen dem Patienten und dem Pflegeteam stärken.

Physiotherapeuten wiederum profitieren von den Daten, die über diese Technologien gesammelt werden, um ihre Rehabilitationsprogramme zu verfeinern und anzupassen. Mithilfe der Sensoren können sie die Wirksamkeit der Übungen genauer beurteilen und die Bewegungen anpassen, um die Ergebnisse zu maximieren.

Grenzen und Herausforderungen der Telemedizin in der Orthopädie

Obwohl die Vorteile der Telemedizin und der Anwendungen zur Nachsorge zahlreich sind, bleiben einige **Herausforderungen** bestehen. Nicht alle Patienten fühlen sich mit der Technologie wohl, insbesondere ältere Menschen oder solche, die Schwierigkeiten beim Zugang zu digitalen Hilfsmitteln haben. Daher ist es von entscheidender Bedeutung, sicherzustellen, dass diese Innovationen **inklusiv** und für alle zugänglich bleiben.

Darüber hinaus erfordern bestimmte Aspekte der orthopädischen Rehabilitation eine Betreuung in **Anwesenheit**, insbesondere in der frühen postoperativen Phase oder bei spezifischen Eingriffen, die körperliche Berührungen oder Manipulationen erfordern, die nur durch direkte Anwesenheit erbracht werden können.

Kapitel 9

Notfallsituationen in der Orthopädie: Vorbereitung und Reaktionsfähigkeit

- **Erkennen der Anzeichen eines orthopädischen Notfalls**: postoperative Komplikationen, Embolien, schwere Infektionen, kardiorespiratorische Dekompensationen

Das Erkennen der **Anzeichen eines orthopädischen Notfalls** ist entscheidend für eine schnelle und wirksame Behandlung von postoperativen Komplikationen oder ernsten Situationen, die bei Patienten nach einer Operation oder einem Trauma auftreten können. Sowohl zu Hause als auch im Krankenhaus ist es für Pflegekräfte, Patienten und ihre Angehörigen von entscheidender Bedeutung, **postoperative Komplikationen**, **Embolien**, **schwere Infektionen** und **kardiorespiratorische Dekompensationen** zu erkennen, die medizinische Notfälle darstellen, die eine sofortige Behandlung erfordern. Eine frühzeitige Erkennung dieser Anzeichen ermöglicht eine schnelle Reaktion, wodurch potenziell schwerwiegende oder sogar tödliche Folgen vermieden werden können.

Postoperative Komplikationen

Postoperative Komplikationen sind vielfältig, aber einige erfordern aufgrund des hohen Gesundheitsrisikos für den Patienten besondere Aufmerksamkeit. Zu den Anzeichen für einen Notfall gehören **starke** oder anhaltende **Blutungen**, auf die Sie genau achten sollten. Eine leichte Blutabsonderung aus der Narbe kann unmittelbar nach dem Eingriff normal sein, aber eine **starke Blutung**, die nicht durch Verbände kontrolliert werden kann und mit Schwäche, Blässe oder Schwindel einhergeht, kann auf **innere Blutungen** oder eine Wundheilungsstörung hindeuten. Bei dieser Art von Komplikation ist eine Notoperation erforderlich, um einen hämorrhagischen Schock zu vermeiden, der tödlich enden kann.

Störungen der Wundheilung sind ebenfalls häufige Komplikationen nach orthopädischen Operationen. Eine **offene Narbe** oder ein starker Flüssigkeitsaustritt können ein alarmierendes Zeichen sein, das auf eine schlechte Wundheilung oder eine tiefer liegende **Infektion** hinweist. Wenn die Narbe rot wird, anschwillt, sich warm anfühlt oder Eiter auftritt, deutet dies auf eine **schwere lokale Infektion hin**, die eine dringende Antibiotikabehandlung erfordert oder sogar eine erneute Operation, um die Infektion abzulassen.

Embolien

Embolien sind ein weiterer wichtiger orthopädischer Notfall, insbesondere nach Eingriffen an den unteren Gliedmaßen wie Hüft- oder Knieprothesen. Bettlägerige Patienten oder Patienten mit eingeschränkter Mobilität sind besonders gefährdet, eine **tiefe Venenthrombose** (DVT) zu erleiden, die zu einer **Lungenembolie** führen kann, wenn sich ein Blutgerinnsel in die Lunge verschiebt. Zu den Warnzeichen einer DVT gehört eine **schmerzhafte Schwellung** einer Wade oder eines Oberschenkels, die mit Rötung und lokaler Wärme einhergeht. Wenn der Patient akute Schmerzen in der Brust, **Atembeschwerden**, einen unregelmäßigen Herzschlag oder ein **Erstickungsgefühl** hat, kann dies auf eine Lungenembolie hindeuten, einen absoluten medizinischen Notfall, der eine sofortige Einweisung in ein Krankenhaus zur Behandlung mit Blutverdünnern oder einen chirurgischen Eingriff erfordert.

Die **Vorbeugung von Embolien** beruht auf einer frühzeitigen Mobilisierung, der Verwendung von Kompressionsstrümpfen und gerinnungshemmenden Medikamenten. Im Zweifelsfall ist es jedoch auch bei diesen vorbeugenden Maßnahmen unerlässlich, bei alarmierenden Anzeichen schnell zu handeln.

Schwere Infektionen

Schwere Infektionen, insbesondere **tiefe Infektionen** wie Osteomyelitis (Knocheninfektion) oder die Infektion einer Prothese, sind schwerwiegende Komplikationen, die nach einer orthopädischen Operation auftreten können. Zu den ersten Anzeichen einer schweren Infektion gehören **hohes Fieber** (über 38 °C), Schüttelfrost, **zunehmende lokale Schmerzen** im Bereich des operierten Gelenks und eine **Rötung**, die sich über die Narbe hinaus ausbreitet. Ein **eitriger Ausfluss** (Eiter) aus der Operationswunde oder eine deutliche Wärmeentwicklung um das Gelenk sind ebenfalls Anzeichen einer tiefen Infektion, die eine sofortige Antibiotikabehandlung und in einigen Fällen eine erneute Operation zur Reinigung des infizierten Bereichs erforderlich macht.

Patienten mit Gelenkprothesen sind besonders gefährdet, da eine Infektion im Bereich des Implantats dazu führen kann, dass dieses entfernt werden muss, was die Genesung erheblich erschwert. Eine frühzeitige Diagnose und Behandlung sind entscheidend, um diese schwerwiegenden Komplikationen zu vermeiden.

Kardiorespiratorische Dekompensationen

Kardiorespiratorische Dekompensationen sind häufige Notfälle bei operierten Patienten, insbesondere wenn diese bereits an chronischen Erkrankungen wie Bluthochdruck oder Herzinsuffizienz leiden. Eine **plötzliche Verschlechterung des Atemzustands** mit **plötzlicher Kurzatmigkeit**, Brustschmerzen oder **Herzklopfen** sollte immer als Warnzeichen betrachtet werden. Dies kann die Folge einer **Lungenembolie**, eines **Lungenödems** oder eines **Herzinfarkts** sein - alles Situationen, die ein sofortiges Eingreifen erfordern.

Kurzatmigkeit mit geschwollenen Beinen kann auf eine **akute Herzinsuffizienz** hindeuten, während ein **schneller, unregelmäßiger Puls** in Verbindung mit Brustschmerzen auf einen Herzinfarkt hinweisen kann. Pfleger und Angehörige sollten auf diese Symptome achten, insbesondere wenn der Patient eine kardiovaskuläre Vorgeschichte hat. Eine strenge Überwachung der Vitalwerte wie Herzfrequenz und Sauerstoffsättigung ist in den ersten Tagen nach der Operation von entscheidender Bedeutung, insbesondere bei Risikopatienten.

- **Das Management von traumatischen Notfällen in der Orthopädie**: offene Frakturen, schwere Luxationen, Knochenquetschungen

Die **Behandlung traumatischer Notfälle in der Orthopädie**, seien es offene Frakturen, schwere Luxationen oder Knochenquetschungen, stellt aufgrund der Schwere der Verletzungen und des Risikos von Komplikationen eine Priorität in der Notfallversorgung dar. Diese Verletzungen, die häufig auf Verkehrsunfälle, Stürze oder Industrieverletzungen zurückzuführen sind, erfordern ein schnelles und koordiniertes Eingreifen, um den Schaden zu minimieren, Infektionen zu verhindern und die Funktionalität der betroffenen Gliedmaßen wiederherzustellen. Jede Art von Verletzung weist spezifische Besonderheiten und Herausforderungen auf, die eine angepasste und rigorose Behandlung erfordern.

Offene Frakturen: Absoluter Notfall

Offene Frakturen, auch als freiliegende Frakturen bezeichnet, treten auf, wenn der gebrochene Knochen die Haut durchdringt oder eine äußere Verletzung mit der Fraktur in Verbindung steht. Diese Art von Trauma ist aufgrund des **hohen Infektionsrisikos** ein wichtiger orthopädischer Notfall, vor allem wenn Trümmer oder Keime in die Wunde eindringen. Eine schnelle und effektive Behandlung ist entscheidend, um Infektionen zu verhindern, das Risiko langfristiger Komplikationen zu verringern und eine optimale Erholung zu fördern.

Die **Erstbehandlung** offener Frakturen besteht in erster Linie darin, den Bruch zu stabilisieren und die Wunde zu schützen. Die Ruhigstellung des betroffenen Bereichs ist unerlässlich, um eine Verschlimmerung der Verletzung zu verhindern. Wenn der Patient Anzeichen eines Schocks aufweist, wie z. B. einen schnellen Puls, blasse oder feuchte Haut oder ein vermindertes Bewusstsein, ist es vorrangig, die hämodynamische Stabilität aufrechtzuerhalten, indem Blutungen kontrolliert und ggf. intravenöse Flüssigkeiten verabreicht werden.

Parallel dazu ist es entscheidend, eine **Infektion zu verhindern,** indem die Wunde schnell mit sterilen Verbänden abgedeckt und so schnell wie möglich Antibiotika verabreicht werden. Der Patient sollte dringend in den Operationssaal gebracht werden, um ein **chirurgisches Debridement** (Reinigung der Wunde und Entfernung von nekrotischem oder kontaminierendem Gewebe) und eine Reposition der Fraktur durchzuführen. In manchen Fällen kann eine vorübergehende externe Fixierung verwendet werden, um die Fraktur vor einer endgültigen Operation zu stabilisieren, insbesondere wenn die Wunde kontaminiert ist oder ein hohes Infektionsrisiko besteht.

Schwere Luxationen: Reposition und Stabilisierung

Schwere Luxationen sind orthopädische Notfälle, die auftreten, wenn zwei Knochenenden ihre normale Ausrichtung an einem Gelenk verlassen, was zu einem vollständigen Verlust des Kontakts zwischen den Gelenkflächen führt. Luxationen können mehrere Gelenke betreffen, aber Schulter-, Ellenbogen-, Hüft- und Kniegelenke sind die häufigsten und schwersten Luxationen. Schwere Verrenkungen sind häufig mit **Verletzungen der Weichteile** wie Bänder, Sehnen oder Nerven verbunden und müssen **sofort eingerenkt** werden, um bleibende Schäden zu vermeiden.

In einer Notfallsituation ist es vorrangig, **die Luxation** so schnell wie möglich zu reponieren, d. h. die Knochen wieder in ihre normale Position zu bringen. Diese Reposition muss vorsichtig durchgeführt werden, um eine weitere Schädigung der umliegenden Strukturen, insbesondere der Nerven und Blutgefäße, zu vermeiden. Vor der Reposition ist eine umfassende klinische Beurteilung erforderlich, um die **Blutzirkulation** und die **Nervenfunktion** in der betroffenen Region zu überprüfen. Ein fehlender distaler Puls oder ein Gefühlsverlust können auf eine Gefäß- oder Nervenkompression hindeuten, wodurch die Situation noch kritischer wird.

Sobald die Luxation reduziert ist, ist häufig eine vorübergehende **Ruhigstellung** erforderlich, um eine erneute Luxation zu verhindern und die Heilung des Weichgewebes zu ermöglichen. Mithilfe bildgebender Verfahren wie Röntgen oder MRT kann die korrekte Repositionierung der Knochen bestätigt und mögliche Begleitverletzungen wie Frakturen oder Bänderrisse erkannt werden. Eine anschließende Rehabilitation ist wichtig, um die Beweglichkeit des Gelenks wiederherzustellen und Rückfällen vorzubeugen.

Knochenquetschungen: komplexe Risiken und spezialisierte Behandlung

Knochenquetschungen sind das Ergebnis eines hochenergetischen Traumas, bei dem der Knochen einer starken Kraft ausgesetzt ist, die ihn verformt, bricht oder zerquetscht, oft in mehrere Fragmente. Diese Traumata sind besonders schwerwiegend, da sie nicht nur den Knochen, sondern auch das umliegende Weichgewebe, Muskeln, Nerven und Blutgefäße betreffen. **Quetschungen** treten häufig bei Industrieunfällen oder Stürzen aus großer Höhe auf, und ihre Behandlung ist komplex.

Die **oberste Priorität** bei der Behandlung von Quetschungen ist die **Stabilisierung des Patienten** und die Vermeidung systemischer Komplikationen wie dem **Logensyndrom**. Dieses Syndrom, das nach einem schweren Trauma auftreten kann, entsteht durch übermäßigen Druck in einem geschlossenen Muskelkompartiment, der zu einer Kompression von Blutgefäßen und Nerven führt. Wenn das Kompartmentsyndrom nicht umgehend mit einer **Fasziotomie** (Einschnitt in Haut und Faszie zur Druckentlastung) behandelt wird, kann es zu Ischämie und Nekrose der Muskeln führen, was irreversible Schäden oder Amputationen zur Folge hat.

Die radiologische Bildgebung ist für die Beurteilung des Ausmaßes der Knochenschädigung und die Planung des chirurgischen Eingriffs von entscheidender Bedeutung. Bei Quetschungen ist häufig eine **interne oder externe Fixierung** des

Knochens mit Platten, Schrauben oder Stäben erforderlich, um die Knochenfragmente zu stabilisieren und eine allmähliche Heilung zu ermöglichen. Manchmal kann eine Knochentransplantation erforderlich sein, wenn ein Teil des Knochens zu stark beschädigt ist, um auf natürliche Weise zu heilen.

Neben der Stabilisierung des Knochens ist die Versorgung des **Weichgewebes** von entscheidender Bedeutung. Bei Quetschungen kommt es häufig zu erheblichen Haut- und Muskelverletzungen, die das Risiko von Infektionen und Nekrosen erhöhen. Wundbehandlung, Debridement und unterstützende Pflege (wie Hauttransplantationen) sind entscheidend, um Komplikationen zu verhindern und die Genesung zu fördern.

- **Interdisziplinäre Zusammenarbeit in Notfallsituationen**: Die Rolle des Pflegehelfers bei der Organisation der Notfallversorgung

Die **interdisziplinäre Zusammenarbeit in Notfallsituationen** ist für eine schnelle, effiziente und koordinierte Patientenversorgung von entscheidender Bedeutung, insbesondere in kritischen Kontexten wie orthopädischen Notfällen. Jedes Mitglied des Pflegeteams spielt in dieser Dynamik eine spezifische Rolle, und der Pflegehelfer ist ein Schlüsselakteur bei der Organisation der Notfallversorgung. Obwohl seine Aufgaben oft als technisch oder unterstützend angesehen werden, ist der Pflegehelfer aktiv am reibungslosen Ablauf der Interventionen, an der Erstversorgung des Patienten und an der Koordination zwischen den verschiedenen Gesundheitsfachkräften beteiligt. Seine Rolle ist von grundlegender Bedeutung für die Gewährleistung einer **umfassenden Versorgung** und die ordnungsgemäße Steuerung des Arbeitsablaufs in kritischen Situationen.

Begrüßung und Ersteinschätzung

Wenn ein Patient in einer kritischen Situation in die Notaufnahme kommt, sei es wegen eines offenen Bruchs, einer schweren Luxation oder eines schweren orthopädischen Traumas, wird die **erste Beurteilung** und die **Erstaufnahme** häufig vom Pflegehelfer übernommen. Er steht an vorderster Front, um **den Allgemeinzustand** des Patienten **zu beurteilen**, die Vitalzeichen zu beobachten und Anzeichen von Not oder Schock sofort zu erkennen. Der Pflegehelfer führt daher eine aufmerksame **klinische Überwachung** durch: Überprüfung von Puls, Blutdruck, Bewusstseinszustand, Atemfrequenz und schnelle Beurteilung sichtbarer Verletzungen. Dieser erste Kontakt mit dem Patienten ist entscheidend für die Organisation der weiteren Pflege.

Wenn ein Patient Anzeichen eines Schocks, starke Schmerzen oder offensichtliche Komplikationen (wie Blutungen oder schwere Gelenkdeformitäten) aufweist, alarmiert der Pfleger sofort das medizinische Team, um die Prioritäten der Behandlung zu setzen. Die Fähigkeit, **Risikosituationen zu erkennen** und Bedürfnisse vorauszusehen, ist entscheidend, um einen fließenden Übergang zu spezifischeren Interventionen zu gewährleisten, sei es bei der Bildgebung, der Reanimation oder der Chirurgie.

Steuerung des Pflegeablaufs und Koordination

Eine der wichtigsten Aufgaben der Pflegekraft in Notfallsituationen besteht darin, sich aktiv an der **Organisation der Pflege zu** beteiligen und mit Krankenschwestern, Ärzten, Chirurgen und anderen Teammitgliedern zusammenzuarbeiten. In Notfällen ist oft eine schnelle und nahtlose Koordination zwischen den verschiedenen Beteiligten erforderlich, damit der Patient so schnell wie möglich die richtige Pflege erhält.

Die Pflegekraft bereitet den Patienten auf die **bildgebenden** Verfahren (Röntgen, CT, MRT) vor, indem sie für einen sicheren Transport des Patienten sorgt, seine Immobilisierung bei Bedarf aufrechterhält und sicherstellt, dass das Radiologieteam bereit ist, den Patienten zu empfangen. Darüber hinaus sorgt er für die **Weitergabe von Schlüsselinformationen** an das übrige Pflegeteam. Dazu gehören die Mitteilung der Vitalzeichen, die Beschreibung der beobachteten Verletzungen sowie alle Anzeichen für eine Verschlechterung des Zustands des Patienten. Dieser Informationsfluss zwischen den verschiedenen Akteuren ist von grundlegender Bedeutung, um Verzögerungen oder Missverständnisse im Pflegeprozess zu vermeiden.

Als **Dreh- und Angelpunkt der logistischen Organisation** kümmert sich die Pflegekraft auch um die internen Verlegungen: vom Sortierraum über den Überwachungs- oder Intensivpflegebereich bis hin zum Operationssaal. Es ist von entscheidender Bedeutung, dass dieser Transfer unter den besten Bedingungen stattfindet, die **Kontinuität der Pflege** gewährleistet und gleichzeitig für den Komfort und die Sicherheit des Patienten sorgt.

Vorbereitung der Ausrüstung und technische Unterstützung

In Notfallsituationen spielt der Pflegehelfer auch eine zentrale Rolle bei der **Vorbereitung der Materialien, die** für die sofortige Versorgung der Patienten benötigt werden. Wenn ein chirurgischer Eingriff oder eine Notfallreposition erforderlich ist, stellt der Pflegehelfer sicher, dass der Operationssaal vorbereitet ist, dass Sterilisationsmaterial vorhanden ist und dass die erforderlichen Hilfsmittel (wie Schienen, Gipsverbände oder Fixiervorrichtungen) einsatzbereit sind.

Darüber hinaus unterstützt die Pflegekraft bei kritischen orthopädischen Eingriffen wie der **Reposition einer Luxation** oder der Stabilisierung einer Fraktur den Chirurgen oder Arzt, indem sie den Patienten vorsichtig handhabt, die Ruhigstellung aufrechterhält oder nach dem Eingriff Verbände und Schienen anlegt. Diese technische Unterstützung ist zwar diskret, aber entscheidend für die Sicherheit des Patienten und den Erfolg des Eingriffs.

Psychologische Unterstützung und Schmerzmanagement

Der menschliche Aspekt der Rolle des Krankenpflegers ist in Notfallsituationen besonders wichtig. Patienten, die mit schweren Verletzungen in die Notaufnahme kommen, stehen oft unter **starkem Stress**, haben **Angst vor dem Unbekannten** und leiden unter **starken Schmerzen**. Der Pfleger ist durch seine einfühlsame und wohlwollende Art oft der erste, der mit ihnen in Kontakt tritt und spielt eine entscheidende Rolle dabei, **ihre Angst zu lindern**.

Durch die Grundpflege und die Beruhigung der Patienten sorgt er für ein ruhigeres Umfeld, das für die medizinische Versorgung unerlässlich ist. Außerdem sorgt der **Pflegehelfer** für eine **erste Schmerzbehandlung**, indem er die ersten vom Arzt verschriebenen Schmerzmittel verabreicht oder nicht-pharmakologische Methoden zur Schmerzlinderung einsetzt, wie das **Hochlagern von Gliedmaßen**, das Auftragen von Eis oder Atemtechniken, die dem Patienten helfen, den Schmerz zu tolerieren.

Zusammenarbeit und Antizipation von Bedürfnissen

Das erfolgreiche Notfallmanagement in der Orthopädie hängt weitgehend von der **interdisziplinären Zusammenarbeit** ab, und der Pfleger ist eines der **zentralen Glieder** in dieser Kette. Seine Fähigkeit, mit Fachkräften verschiedener Spezialgebiete - Chirurgen, Radiologen, Anästhesisten und Krankenpflegern - koordiniert zusammenzuarbeiten, ist für eine optimale Patientenversorgung von entscheidender Bedeutung.

Der Krankenpflegehelfer hat die Aufgabe, **die Bedürfnisse** des medizinischen Teams in Notfallsituationen **vorauszusehen**. Beispielsweise kann er im Voraus Wiederbelebungsmaterial bereitstellen, wenn sich der Zustand des Patienten verschlechtert, oder dafür sorgen, dass bei Komplikationen zusätzliche Geräte zur Verfügung stehen. Durch diese Voraussicht und Reaktionsfähigkeit kann sich das Behandlungsteam auf kritische medizinische Entscheidungen konzentrieren, ohne sich in Echtzeit um logistische Aspekte kümmern zu müssen.

- **Schnelle und effektive Kommunikation in Notfällen**: Übermittlung entscheidender Informationen an Pfleger und Ärzte

In Notfällen ist eine **schnelle und effiziente Kommunikation** entscheidend, um die Sicherheit des Patienten zu gewährleisten und eine optimale Behandlung zu ermöglichen. In diesen kritischen Momenten muss die Übermittlung genauer und relevanter Informationen an **Pflegepersonal und Ärzte** ohne Verzögerung oder Verwirrung erfolgen. Damit diese Kommunikation wirksam ist, muss der Pflegehelfer **in** der Lage sein, wichtige **Informationen zu priorisieren**, eine klare und prägnante Sprache zu verwenden und die **Teams** auf ein gemeinsames Ziel hin zu **koordinieren**: den Patienten zu stabilisieren und eine Verschlechterung seines Zustands zu verhindern.

Hierarchisierung von Informationen

Bei einem Notfall ist die Pflegekraft oft die **erste** Person, die mit dem Patienten **in Kontakt kommt** und entscheidende Informationen über dessen Zustand sammelt. Daher ist es von entscheidender Bedeutung, die wichtigsten Daten, die an Pfleger und Ärzte weitergegeben werden müssen, schnell zu identifizieren, um die ersten klinischen Entscheidungen zu lenken.

Zu den vorrangigen Elementen, die mitgeteilt werden müssen, gehören :

- **Vitalzeichen** (Puls, Blutdruck, Atemfrequenz, Sauerstoffsättigung).
- Plötzlich auftretende oder alarmierende **Symptome** wie starke Schmerzen, Atembeschwerden, Bewusstlosigkeit oder Anzeichen eines Schocks (feuchte Haut, Verwirrung, fadenscheiniger Puls).
- Jede **Veränderung des Allgemeinzustands** (plötzliche Blässe, übermäßiges Schwitzen, Schwindel).
- Die **Art der Verletzung** oder des Traumas, insbesondere in der Orthopädie: Vorliegen eines offenen Bruchs, einer Gelenkdeformität oder einer abnormalen Schwellung.
- Informationen über eine unmittelbare medizinische Vorgeschichte (Allergien, laufende Behandlungen, chronische Erkrankungen).

Diese **Priorisierung** der Informationen ermöglicht es den Pflegekräften, sich auf die Schlüsselelemente zu konzentrieren und die richtigen Entscheidungen zu treffen, ohne Zeit mit nebensächlichen Details zu verschwenden.

Verwendung einer klaren und prägnanten Sprache

In einer Notfallsituation ist es zwingend erforderlich, Informationen **klar, prägnant und strukturiert** zu vermitteln. Die Pflegekraft sollte sich auf das Wesentliche konzentrieren und zu detaillierte oder verstreute Beschreibungen vermeiden, die das Verständnis der Situation durch das Pflegepersonal oder die Ärzte verzögern könnten.

Die Verwendung von **standardisierten Kommunikationsprotokollen** wie **SBAR** (Situation, Background, Assessment, Recommendation) kann sehr effektiv sein :

- **Situation**: Beschreiben Sie in wenigen Worten die aktuelle Situation. Zum Beispiel: "68-jähriger Patient, Sturz mit offener Schienbeinfraktur".
- **Background** (Hintergrund) : Bieten Sie grundlegende medizinische Informationen, wie z. B. die relevante medizinische Vorgeschichte oder aktuelle Behandlungen. Bsp: "Diabetiker, wird mit Antikoagulantien behandelt".
- **Assessment** (Beurteilung) : Eine Einschätzung des aktuellen Zustands des Patienten geben, einschließlich der Vitalzeichen und der unmittelbaren Beobachtungen. Bsp: "Puls 110, Blutdruck 90/50, Sauerstoffsättigung 88%".
- **Recommendation** (Empfehlung) : Eine sofortige Maßnahme oder Notwendigkeit vorschlagen. Bsp: "Benötigt dringend eine Beurteilung und chirurgische Behandlung".

Dadurch wird Verwirrung vermieden, das Wesentliche direkt angesprochen und ein sofortiges Verständnis durch die medizinischen Teams gewährleistet, selbst in stressigen Situationen, in denen jede Sekunde zählt.

Anpassung der Botschaft an das Publikum

Für die Pflegekraft ist es auch wichtig zu wissen, wie sie **den Detaillierungsgrad** der Informationen an den jeweiligen Gesprächspartner **anpassen kann**. Bei der Kommunikation mit einem Krankenpfleger kann der Schwerpunkt beispielsweise auf Informationen liegen, die die unmittelbare Pflege betreffen, wie die Überwachung der Vitalzeichen oder die Schmerzbehandlung. Bei der Kommunikation mit einem Arzt hingegen können eher technische oder medizinische Elemente (wie die Operationsgeschichte oder mögliche Komplikationen) hervorgehoben werden.

Ziel ist es, jedem Teammitglied **die Informationen zu** geben, die es für seine spezifische Funktion **benötigt**, ohne es mit Details zu überfrachten, die für sie nicht unmittelbar relevant sind.

Fortlaufende Informationsübermittlung

Eine **Kommunikation in Echtzeit** ist in einer Notfallsituation von größter Bedeutung. Der Zustand eines Patienten kann sich schnell ändern, und es ist von entscheidender Bedeutung, Ärzte und Pflegepersonal über **jede signifikante Veränderung auf** dem Laufenden zu halten. Der Pfleger muss daher auf klinische Entwicklungen des Patienten achten, wie z. B. eine Verschlechterung der Vitalzeichen, das Auftreten neuer Schmerzen oder Bewusstseinsverlust.

Diese kontinuierliche Informationsweitergabe ermöglicht es den medizinischen Teams, die Pflege je nach Entwicklung der Situation neu anzupassen. Sie ist besonders wichtig bei der **Übergabe** der **Verantwortung** zwischen verschiedenen Pflegekräften (z. B. beim Wechsel von der Notaufnahme in den Operationssaal), um eine ununterbrochene und kohärente Pflege zu gewährleisten.

Zusammenarbeit und Koordination

In einer Notfallsituation spielt der Krankenpflegehelfer auch eine Rolle bei der **Koordination** der medizinischen Teams, indem er für einen **reibungslosen Informationsfluss** zwischen den verschiedenen Beteiligten sorgt. Er kann als **Verbindungsglied zwischen** mehreren Teams (Radiologie, Chirurgie, Intensivstation) fungieren und die Informationen weiterleiten, die zur Vorbereitung der nächsten Behandlung erforderlich sind.

Die Fähigkeit der **Pflegekraft, klar zu kommunizieren** und **den Informationsfluss zu organisieren**, ist entscheidend, um ein schnelles und koordiniertes Handeln zu gewährleisten und so potenziell gefährliche Verzögerungen zu vermeiden. Indem er den Überblick über die Ereignisse behält, hilft er, **die Maßnahmen zu synchronisieren** und sicherzustellen, dass jedes Teammitglied über die Entwicklung des Patienten und die laufende Pflege informiert ist.

145

Kapitel 10

Schlussfolgerung und Ermutigung für zukünftige Pflegekräfte

- **Die Bedeutung von Berufung und Dienst am Nächsten**: Warum Sie sich für den Beruf des Orthopädiepflegers entscheiden sollten

Die Entscheidung, **Krankenpflegehelfer/in in der Orthopädie** zu werden, beruht oft auf einem tiefen Sinn für **Berufung** und dem aufrichtigen Willen, sich in den **Dienst anderer** zu stellen. Dieser Beruf geht weit über einfache technische Fähigkeiten hinaus: Er beruht auf starken menschlichen Werten wie Einfühlungsvermögen, Zuhören und Begleitung. In der Orthopädie sind die Patienten mit Verletzungen, chirurgischen Eingriffen oder Krankheiten konfrontiert, die ihre Mobilität und Autonomie beeinträchtigen, was für die Lebensqualität von entscheidender Bedeutung ist. Der Pflegehelfer wird dann zu einer **unterstützenden Säule**, nicht nur für die körperliche Genesung des Patienten, sondern auch für sein psychologisches und moralisches Wohlbefinden. Als in/Pflegehelfer in der Orthopädie zu arbeiten bedeutet, sich dafür zu entscheiden, sich Menschen zu widmen, die eine Zeit der Verletzlichkeit durchmachen, und ihnen zu helfen, ihre Selbstständigkeit, Würde und ihr Selbstvertrauen wiederzuerlangen.

Die Sorge um die Schwächsten: eine tägliche Aufgabe

Einer der Hauptgründe, warum sich jemand für den Beruf des Pflegehelfers, insbesondere in der Orthopädie, entscheidet, ist die Möglichkeit, Patienten in Momenten der Gebrechlichkeit zu helfen. Patienten in der Orthopädie sind häufig mit Situationen konfrontiert, in denen sie nach einem Knochenbruch, einer Gelenkprothese oder einem Trauma **ihre Selbstständigkeit verlieren**, was dazu führen kann, dass sie einfache alltägliche Handlungen wie Aufstehen, Gehen oder sogar Anziehen nicht mehr ausführen können. In solchen Momenten wird die Pflegekraft zu einer **wesentlichen Präsenz, die** sowohl physische als auch psychologische Unterstützung leistet.

Diese Nähe zum Patienten ermöglicht es dem Pflegehelfer, eine Schlüsselrolle in der **Rehabilitation** zu spielen. Indem er die Patienten bei den ersten Bewegungen nach einer Operation begleitet, ihnen bei ihren Rehabilitationsübungen hilft oder dafür sorgt, dass sie sich um ihre Operationswunde kümmern, trägt der Pflegehelfer direkt zur Genesung bei. Es ist eine lohnende Arbeit, bei der jede kleine Verbesserung des Patienten zu einem gemeinsamen Sieg wird.

Einfühlungsvermögen und Zuhören: wichtige Eigenschaften

In einem Beruf, in dem man ständig mit Menschen in Kontakt kommt, sind **Einfühlungsvermögen** und **Zuhören** wichtige Eigenschaften. Patienten in der Orthopädie, ob nach einem chirurgischen Eingriff oder in der Rehabilitation nach einem Unfall, sind oft besorgt, frustriert oder ängstlich angesichts von Schmerzen oder des vorübergehenden Verlusts ihrer Mobilität. Die Pflegekraft spielt eine entscheidende Rolle, indem sie **wohlwollend zuhört**, den Patienten beruhigt und eine ständige Quelle moralischer Unterstützung ist.

Es ist zum Teil diese menschliche Seite, die die Menschen zu dieser Laufbahn hinzieht. Als Krankenpflegehelfer/in in der Orthopädie baut man eine **tiefe** Beziehung zu den Patienten auf, spendet Trost in schwierigen Zeiten und wird für sie zu einem stabilen Bezugspunkt im Behandlungsverlauf. Diese Rolle geht weit über die technischen Aspekte des Berufs hinaus: Es ist eine begleitende Beziehung, in der man sich **mit Mitgefühl** und **Respekt** um den anderen kümmert.

Die Bedeutung der Zusammenarbeit

In der Orthopädie zu arbeiten bedeutet auch, Teil eines **interdisziplinären Teams** zu sein, das aus Ärzten, Chirurgen, Physiotherapeuten und Krankenpflegern besteht. Die Pflegekraft nimmt in diesem Team eine zentrale Stellung ein, indem sie für eine reibungslose Verbindung zwischen den verschiedenen Berufsgruppen sorgt. Die Zusammenarbeit in einem orthopädischen Pflegeumfeld ermöglicht es Ihnen, jeden Tag von

Ihren Kollegen zu lernen und sich in einem Umfeld zu entwickeln, in dem Teamarbeit der Schlüssel zum Erfolg ist.

Es ist diese **kollaborative Dimension,** die die Arbeit als Krankenpflegehelfer so herausfordernd macht. Man entwickelt verschiedene Fähigkeiten, von der postoperativen Pflege bis hin zur Unterstützung bei der Rehabilitation, und lernt, sich mit anderen Teammitgliedern abzustimmen. Diese Teamdynamik stärkt das Gefühl des **Dienstes am** Nächsten, bei dem sich jeder Fachmann auf den anderen stützt, um den Patienten die bestmögliche Versorgung zu bieten.

Eine Karriere, die auf den Menschen ausgerichtet ist

Der Krankenpflegehelfer in der Orthopädie begnügt sich nicht damit, technische Handgriffe auszuführen. Seine Rolle geht weit darüber hinaus, denn er widmet sich voll und ganz dem **Menschen**. Er hilft den Patienten, wieder Vertrauen in ihren Körper zu gewinnen, schmerzbedingte Herausforderungen zu bewältigen und vorübergehende Einschränkungen ihrer Mobilität zu akzeptieren. Jeden Tag sieht er, wie Patienten Fortschritte machen, von der Unbeweglichkeit zum Gehen, von der Abhängigkeit zu einer wiedererlangten Selbstständigkeit. Dies schafft eine enorme **persönliche Befriedigung**, da jede Geste, jedes ermutigende Wort zur Heilung und zum Wohlbefinden des Patienten beiträgt.

Mit der Entscheidung für diesen Weg folgt der Krankenpflegehelfer einer **ganzheitlichen Pflege**, bei der der menschliche Aspekt des Berufs über allem anderen steht. Es geht nicht nur darum, Wunden zu verbinden oder Vitalzeichen zu überwachen, sondern darum, den Menschen in seiner Gesamtheit zu pflegen und dabei sein körperliches, geistiges und emotionales Wohlbefinden zu berücksichtigen.

Die Gratifikation, die Fortschritte der Patienten zu sehen

Eine der größten **Belohnungen** für den Beruf des Orthopädiepflegers ist es, die direkten Auswirkungen seiner Arbeit auf die **Genesung der Patienten zu** sehen. Durch die aktive Teilnahme an der täglichen Pflege, der Mobilisierung und der Rehabilitation erlebt der Krankenpflegehelfer die Fortschritte des Patienten hautnah mit. Sei es der erste Schritt nach einer Hüftoperation, die Wiedererlangung der Kniebeugung nach einer Prothese oder einfach die Rückkehr zur täglichen Routine - jeder Schritt, den der Patient macht, ist eine Belohnung für den Pflegehelfer.

Dieser sichtbare Fortschritt verleiht der Arbeit einen tieferen Sinn und stärkt die Vorstellung, dass die geleistete Hilfe einen echten Wert hat. Zu sehen, wie Patienten das Krankenhaus oder das Rehabilitationszentrum mit einem Lächeln und neuer Selbstständigkeit verlassen, ist eine äußerst befriedigende Erfahrung. Es erinnert uns jeden Tag daran, warum die **Berufung zur Pflege** in diesem Beruf so wesentlich ist.

- **Die Herausforderungen und Belohnungen des Alltags**: Schwierigkeiten überwinden und sich gleichzeitig an Siegen **laben** können

Die täglichen **Herausforderungen und Belohnungen** im Beruf des Pflegehelfers, insbesondere in der Orthopädie, prägen die Berufserfahrung auf einzigartige Weise. Jeden Tag sind die Pflegekräfte mit komplexen Situationen konfrontiert, in denen Schmerzen, Mobilitätsverlust und die Sorge um die Patienten ständige Aufmerksamkeit und Belastbarkeit erfordern. Diesen Herausforderungen stehen jedoch zahlreiche Belohnungen gegenüber, die an den tieferen Sinn dieses Berufs erinnern: anderen Menschen zu helfen, ihre Autonomie, ihr Wohlbefinden und ihr Selbstvertrauen wiederzuerlangen.

Alltägliche Herausforderungen bewältigen

Krankenpflegehelfer zu sein bedeutet vor allem, sich auf eine intensive **körperliche und emotionale Arbeit** einzulassen. In der Orthopädie befinden sich die Patienten oft in einem extrem verletzlichen Zustand, sei es nach einer Operation, einem Knochenbruch oder einer längeren Immobilisierung. Pflegende müssen sie bei alltäglichen Handlungen unterstützen, die für einen gesunden Menschen banal erscheinen, für immobilisierte Patienten jedoch zu **erheblichen Belastungen** werden: Aufstehen, Gehen, Waschen oder auch nur das Umdrehen im Bett.

Diese Tatsache setzt die Pflegekraft mehreren Arten von Herausforderungen aus. Die erste ist der **Umgang mit den Schmerzen der Patienten.** Orthopädische Verletzungen oder chirurgische Eingriffe können zu starken und lang anhaltenden Schmerzen führen, die nicht nur das körperliche Wohlbefinden der Patienten beeinträchtigen, sondern auch ihre Moral. Häufig fühlen sie sich frustriert oder sogar entmutigt, weil sie nur langsame Fortschritte machen oder unter anhaltenden Schmerzen leiden. Für die Pflegekraft bedeutet dies, **geduldig zu bleiben,** die richtigen Worte zu finden, um die Patienten zu ermutigen und sie in diesen schwierigen Momenten zu unterstützen, während sie gleichzeitig auf ihr körperliches und emotionales Wohlbefinden achtet.

Die zweite große Herausforderung ist die **körperliche Belastung,** die dieser Beruf mit sich bringt. Patienten zu mobilisieren, ihnen beim Aufstehen oder Umhergehen zu helfen, erfordert nicht nur technische Fertigkeiten, sondern auch Ausdauer und ständige Wachsamkeit, um zu vermeiden, dass man sich selbst verletzt oder sich der Zustand des Patienten verschlechtert. Das Pflegepersonal muss lernen, Handgriffe zu beherrschen, technische Hilfsmittel wie Lifter zu benutzen und diese körperlichen Anstrengungen zu bewältigen, während es gleichzeitig auf die individuellen Bedürfnisse des Patienten achtet.

Schließlich gibt es noch den **emotionalen** Aspekt. Die Arbeit mit Patienten, die Schmerzen haben oder vorübergehend ihrer Selbstständigkeit beraubt sind, kann psychisch belastend sein. Es kann schwierig sein, Menschen zu sehen, die täglich mit Schmerzen oder körperlichen Einschränkungen kämpfen. Pflegehilfskräfte müssen oft ein **emotionales Gleichgewicht** finden, indem sie Mitgefühl zeigen und sich gleichzeitig vor emotionaler Erschöpfung schützen können. Dies erfordert eine große Fähigkeit, mit Stress und Emotionen umzugehen.

Sich von den täglichen Siegen ernähren

Trotz dieser Herausforderungen bietet dieser Beruf eine **tiefe Befriedigung**, da er Menschen bei ihrer Genesung begleitet und dazu beiträgt, ihre Lebensqualität zu verbessern. Selbst die kleinsten Siege sind für Pflegehelfer **eine Quelle immenser Befriedigung**. Zu sehen, wie es einem Patienten gelingt, nach längerer Ruhigstellung wieder zu gehen, sich selbstständig zu waschen oder Bewegungen auszuführen, die er seit Wochen oder Monaten nicht mehr ausführen konnte, ist eine Belohnung von unschätzbarem Wert. Jeder noch so kleine Fortschritt ist das Ergebnis von Teamarbeit und wohlwollender Aufmerksamkeit.

Die **menschliche Bindung**, die zu den Patienten aufgebaut wird, ist ebenfalls eine Form der Befriedigung. Pflegekräfte sind oft die ersten Zeugen der Momente, in denen die Patienten zweifeln, Angst haben oder entmutigt sind, aber sie sind auch diejenigen, die die Momente des **Sieges und der Erleichterung miterleben**. Jedes Lächeln, jedes Wort des Dankes und jede Geste der Anerkennung bringt eine persönliche Gratifikation mit sich, die den täglichen Anstrengungen einen Sinn verleiht.

Der Beruf des Krankenpflegehelfers ermöglicht es, **eine starke Bindung** zu den Patienten aufzubauen, denn es geht nicht nur darum, ihnen körperliche Pflege zukommen zu lassen, sondern sie auf einem Weg der Genesung zu begleiten, der lang und steinig sein kann. Diese Beziehung des Vertrauens und der gegenseitigen Unterstützung ist eine der schönsten Belohnungen des Berufs.

Schließlich kommen die Gratifikationen nicht nur durch die sichtbaren Fortschritte bei den Patienten, sondern auch durch den **Beitrag zu einem multidisziplinären Team**. Die Pflegekraft arbeitet eng mit Ärzten, Krankenpflegern und Physiotherapeuten zusammen, um sicherzustellen, dass der Patient die bestmögliche Versorgung erhält. Im Team zu arbeiten, die kollektiven Auswirkungen der Bemühungen zu sehen und zu wissen, dass man eine entscheidende Rolle bei der Rehabilitation einer Person gespielt hat, ist äußerst erfüllend.

Aus Schwierigkeiten Stärke ziehen

Dieser Beruf lehrt, **Herausforderungen in Stärke zu verwandeln**. Jeder Tag bringt Schwierigkeiten mit sich, aber diese Schwierigkeiten veranlassen die Pflegekräfte, wichtige Fähigkeiten zu entwickeln: Resilienz, Einfühlungsvermögen, Zuhören und Geduld. Indem sie lernen, schwierige Momente zu überwinden, werden Pflegekräfte stärker, kompetenter und zuversichtlicher in Bezug auf ihre Fähigkeit, komplexe Situationen zu bewältigen.

Die Siege der Patienten, so klein sie auch sein mögen, wirken wie ein **starker Motivationsmotor**. Sie erinnern einen daran, warum man diesen Beruf gewählt hat, und verschaffen eine persönliche Befriedigung, die nur wenige Berufe bieten können. Der Pflegehelfer wird nicht nur zu einem Schlüsselakteur bei der körperlichen Genesung der Patienten, sondern auch zu einer **unverzichtbaren moralischen Stütze** in ihrem Heilungsprozess.

- **Praktische Tipps für Schüler** : Tipps für erfolgreiche Praktika, Lernen und Integration in ein Team

Erfolgreiche **Praktika** und eine erfolgreiche **Ausbildung** als Pflegeschüler/in, insbesondere in der Orthopädie, sind ein entscheidender Schritt zum Aufbau einer soliden Karriere. Praktika bieten eine wertvolle Gelegenheit, theoretisches Wissen in die Praxis umzusetzen, technische Fertigkeiten zu erwerben und sich in ein **multidisziplinäres Pflegeteam** zu integrieren. Um diese Erfahrung zu maximieren, ist es wichtig, eine proaktive Haltung einzunehmen, offen für das Lernen zu bleiben und die Dynamik der Teamarbeit zu verstehen. Hier sind einige **praktische Tipps, wie** Sie Ihr Praktikum erfolgreich absolvieren und sich effektiv in ein Pflegeteam integrieren können.

1. Proaktiv sein und Fragen stellen

Eine der besten Möglichkeiten, das Beste aus Ihrem Praktikum herauszuholen, besteht darin, **proaktiv** zu bleiben. Warten Sie nicht nur darauf, dass Ihnen Aufgaben übertragen werden: Bieten Sie Ihre Hilfe an, beobachten Sie genau, was erfahrenere Pflegekräfte tun, und **bitten Sie darum, so** bald wie möglich an der Pflege **beteiligt zu werden.** So sammeln Sie praktische Erfahrungen und gewinnen an Selbstvertrauen.

Scheuen Sie sich nicht, **Fragen zu stellen**. Die Angehörigen der Gesundheitsberufe wissen, dass Sie sich noch in der Lernphase befinden, und werden ihr Wissen oft gerne weitergeben. Wenn Ihnen eine Situation kompliziert erscheint oder Sie ein Verfahren nicht verstehen, ergreifen Sie die Initiative und bitten Sie um eine Erklärung. Es ist besser, eine Frage zu stellen, als einen Fehler zu riskieren, indem Sie unsicher handeln. Zu zeigen, dass Sie neugierig und lernwillig sind, wird immer geschätzt.

2. Beobachten und von anderen lernen

Die Beobachtung ist ein mächtiges Werkzeug für Pflegeschüler. Im Praktikum werden Sie oft mit erfahrenen Pflegerinnen und Pflegern, Krankenschwestern und Ärzten zusammenarbeiten. **Beobachten Sie**, wie sie arbeiten, wie sie mit den Patienten interagieren, wie sie mit Notfallsituationen umgehen oder wie sie technische Handgriffe ausführen. Diese aktive Beobachtung ermöglicht es Ihnen, eine ganzheitliche Sicht auf die Pflege zu entwickeln und bewährte Verfahren zu verstehen.

Machen Sie sich bei Bedarf Notizen, um sich an technische Details oder Protokolle zu erinnern, die Sie noch nicht beherrschen. Diese Notizen werden Ihnen nützlich sein, wenn Sie Ihr Wissen außerhalb der Praktikumszeiten wiederholen und den Pflegekräften Fragen stellen.

3. Bereiten Sie sich gut auf jeden Praktikumstag vor

Vorbereitung ist entscheidend für den Erfolg Ihres Praktikums. Nehmen Sie sich vor jedem Tag Zeit, um **die theoretischen Grundlagen** für die Aufgaben zu **wiederholen, die** Sie möglicherweise ausführen werden. Wenn Sie beispielsweise wissen, dass Sie den Tag in einer orthopädischen Abteilung verbringen werden, wiederholen Sie die Techniken zur Mobilisierung von Patienten, die Grundsätze der Ruhigstellung durch Schiene oder Gips oder die Behandlung von postoperativen Schmerzen.

Wenn Sie **vorbereitet** zum Praktikum kommen, können Sie nicht nur selbstbewusster auftreten, sondern auch sachdienlichere Fragen stellen, was Ihre Ernsthaftigkeit und Professionalität unter Beweis stellt.

4. Auf die Beziehung zwischen Patient und Pflegekraft achten

Die **Beziehung zwischen Patient und Pfleger** steht im Mittelpunkt des Berufs. Während Ihres Praktikums müssen Sie nicht nur technische Handgriffe erlernen, sondern auch beobachten und Ihre Beziehungsfähigkeit entwickeln. **Zuhören, Einfühlungsvermögen und Respekt** sind wichtig, um ein Vertrauensverhältnis zu den Patienten aufzubauen, die oft körperlich und emotional schwere Zeiten durchmachen.

Wenn Sie mit Patienten interagieren, achten Sie auf ihr Wohlbefinden, ihre Bedürfnisse und ihre Sorgen. Nehmen Sie sich die Zeit, auch bei einfachen Handgriffen zu erklären, was Sie tun, und sorgen Sie dafür, dass sie sich sicher und verstanden fühlen. Ein Patient, der sich sicher fühlt, ist eher bereit zu kooperieren, was Ihre Arbeit erleichtert und Ihnen die Bedeutung der **ganzheitlichen Pflege** näher bringt.

5. Sich in das Team integrieren: Die Bedeutung der Kommunikation

Die Integration in ein **Pflegeteam** ist ein entscheidender Schritt für den Erfolg Ihres Praktikums. Jede Abteilung funktioniert wie ein eingespieltes Team, in dem die Kommunikation von entscheidender Bedeutung ist. Als Schüler sollten Sie allen Teammitgliedern gegenüber **respektvoll und offen sein**, egal ob es sich um Pflegehelfer, Krankenpfleger, Ärzte oder Physiotherapeuten handelt.

Wenn Sie die Teamdynamik beobachten, können Sie besser verstehen, wie jeder Einzelne zur Versorgung des Patienten beiträgt und wie die Rollen verteilt sind. Ergreifen Sie die Initiative, stellen Sie sich bei Ihrer Ankunft jedem Teammitglied vor und seien Sie offen für eine Zusammenarbeit. Wenn Sie auf Schwierigkeiten stoßen, zögern Sie nicht, mit Ihrer Bezugsperson zu sprechen oder andere Fachkräfte um Rat zu fragen.

Eine **klare Kommunikation** ist ebenfalls von entscheidender Bedeutung. Wenn Sie Informationen über einen Patienten melden oder eine Aufgabe abgeschlossen haben, teilen Sie dies kurz und präzise mit. Das Team muss sich darauf verlassen können, dass Sie die richtigen Informationen weitergeben, sei es über den Zustand eines Patienten oder die durchgeführte Pflege.

6. Umgang mit Stress und Emotionen

Ein Praktikum in einem Krankenhaus, insbesondere in der Orthopädie, kann manchmal emotional sehr anstrengend sein. Sie werden mit leidenden Patienten, Notfallsituationen oder

Momenten der Entmutigung konfrontiert. Es ist wichtig, **Ihren Stress** und Ihre Emotionen **zu bewältigen**, um in diesen Situationen effizient und gelassen zu bleiben.

Lernen Sie, einen **Schritt zurückzutreten**. Wenn eine Situation Sie emotional belastet, zögern Sie nicht, mit einem Tutor oder einem Teammitglied darüber zu sprechen. Außerdem ist es wichtig, dass Sie sich körperlich und geistig gut um sich selbst kümmern, um ein **Burnout** oder eine emotionale Erschöpfung zu vermeiden. Die Anwendung von **Stressbewältigungspraktiken** wie tiefes Atmen oder regelmäßige Pausen können Ihnen helfen, zentriert zu bleiben und emotionale Herausforderungen, denen Sie möglicherweise begegnen, besser zu bewältigen.

7. Feedback einholen und sich anpassen

Ein gutes Praktikum ist eines, bei dem Sie **sich regelmäßig Feedback** zu Ihrer Arbeit **einholen**. Fragen Sie Ihre Referenten und andere Fachkräfte, wie Sie Ihre Technik, Ihren Ansatz oder Ihr Verhalten verbessern können. Durch Feedback können Sie sich weiterentwickeln und verbessern und zeigen, dass Sie sich für Ihren Lernprozess einsetzen.

Es ist auch wichtig, **mit** konstruktiver **Kritik umgehen zu können**. Betrachten Sie Bemerkungen nicht als Vorwurf, sondern als Lernmöglichkeit. Dies wird Ihnen helfen, Ihre Fähigkeiten weiterzuentwickeln und die Anforderungen des medizinischen Umfelds besser zu verstehen.

- **Die Orthopädie, ein Fachgebiet, das sich** ständig **weiterentwickelt**: Eine Haltung des ständigen Lernens bewahren

Die **Orthopädie**, ein medizinisches Fachgebiet, **das** sich **ständig** weiterentwickelt, verlangt von den Fachkräften eine **Haltung des ständigen Lernens**. Technologische Fortschritte, neue

Operationstechniken und die ständige Verbesserung der Behandlung und Pflege machen es erforderlich, dass alle, die in diesem Bereich arbeiten - Ärzte, Chirurgen, Physiotherapeuten und Pflegekräfte - immer **auf dem neuesten Stand bleiben**, um den Patienten die bestmögliche Pflege zu bieten.

Ein Fachgebiet, das sich ständig weiterentwickelt

Die Orthopädie hat sich im Laufe der Jahrzehnte erheblich weiterentwickelt und große Fortschritte in den Bereichen **Roboterchirurgie**, **3D-Bildgebung**, **intelligente Prothesen** oder auch minimalinvasive Techniken erzielt. Diese Innovationen ermöglichen eine präzisere, effizientere und weniger invasive Behandlung von Muskel- und Skeletterkrankungen. Diese rasante Entwicklung bringt es jedoch mit sich, dass die zu Beginn einer Karriere erlernten Methoden schnell veralten können, wenn man sich nicht auf einen **kontinuierlichen Lernprozess** einlässt.

In der Orthopädie verändern Entdeckungen im Bereich der Biomaterialien, neue Therapieansätze zur Schmerzbehandlung und fortschrittliche Rehabilitationstechniken die Art und Weise, wie die Patienten versorgt werden, ständig. Die Fachkräfte müssen daher **offen für Anpassungen** und **neugierig auf das Lernen** sein, um diese Innovationen in ihre tägliche Praxis integrieren **zu** können.

Eine Haltung des ständigen Lernens beibehalten

Um den Anforderungen dieses Fachgebiets gerecht zu werden, ist es von entscheidender Bedeutung, während der gesamten beruflichen Laufbahn eine **Haltung des kontinuierlichen Lernens** aufrechtzuerhalten. Das bedeutet nicht nur, über die neuesten medizinischen Entwicklungen informiert zu bleiben, sondern auch, regelmäßig an **speziellen Schulungen** und **Workshops** teilzunehmen. Diese Schulungen können sich auf das Erlernen neuer Operationstechniken, die Beherrschung moderner technischer Geräte oder die Aktualisierung von Rehabilitationsprotokollen beziehen.

Learning by doing spielt ebenfalls eine Schlüsselrolle. Da jeder Patient anders ist und jede orthopädische Situation einzigartig ist, ist es von entscheidender Bedeutung, aus jeder klinischen Erfahrung zu **lernen**, sei es im Operationssaal, bei Konsultationen oder während der postoperativen Pflege. Die Behandlungsteams arbeiten oft zusammen, um komplexe Probleme zu lösen, und diese **interdisziplinäre Dynamik** fördert das gegenseitige Lernen.

Technologie in die eigene Praxis integrieren

Technische Innovationen wie robotergestützte Chirurgie oder intelligente Prothesen erfordern eine **ständige Anpassung**. Es gehört zum Alltag in der Orthopädie, zu lernen, wie man mit neuen Geräten umgeht, wie man Daten von vernetzten Geräten interpretiert oder wie man die Pflege an neue wissenschaftliche Erkenntnisse anpasst.

Gesundheitsfachkräfte müssen sich auch an **digitale Technologien** anpassen, wie z. B. Plattformen für die Fernüberwachung und telemedizinische Anwendungen. Diese Tools werden immer häufiger eingesetzt, um Patienten nach einem Eingriff zu überwachen und die Rehabilitation in Echtzeit anzupassen. Diese Werkzeuge beherrschen zu können und zu verstehen, wie sie funktionieren, verbessert nicht nur die Qualität der Pflege, sondern stärkt auch die Interaktion zwischen Pflegekräften und Patienten.

Entwicklung von Selbstbewertung und Feedback

Eine Haltung des lebenslangen Lernens in der Orthopädie bedeutet auch, dass Sie in der Lage sind, sich **selbst zu beurteilen** und Feedback einzuholen. Dies kann durch Gespräche mit Kollegen, die Beobachtung postoperativer Ergebnisse oder den Vergleich von Praktiken mit anderen Fachleuten auf

medizinischen Kongressen geschehen. Auf diese Weise können Sie Ihre eigenen Praktiken kritisch hinterfragen, Verbesserungsmöglichkeiten erkennen und Ihre Technik ständig weiterentwickeln.

Die Orthopädie ist ein Fachgebiet, das auch die Fähigkeit erfordert, seine Methoden im Laufe der Zeit an die **Rückmeldungen der Patienten** anzupassen. Das aufmerksame Zuhören von Rückmeldungen zur Schmerzbehandlung, zum Tragekomfort der Prothesen oder zu den Fortschritten in der Rehabilitation ermöglicht es, die Behandlung zu verfeinern und die Pflege für jeden Einzelnen zu personalisieren.

www.ingramcontent.com/pod-product-compliance
Lightning Source LLC
Chambersburg PA
CBHW070116010626
45794CB00013B/1645